Stoffwechselstörung KPU/HPU
Die 101 wichtigsten Fragen und Antworten

Über die Verfasser

Kyra Hoffmann und Sascha Kauffmann sind beide niedergelassene Heilpraktiker, Fachjournalisten und Buchautoren.

Jeder von ihnen führt eine eigene Praxis für moderne Naturheilkunde.

Ihr Motto lautet: „Im Einklang mit der Schulmedizin, erweitert um die Methoden der Naturheilkunde."

Sie betreuen das Internetportal www.kpu-online.de, auf dem sich Betroffene, aber auch Therapeuten über die KPU informieren können.

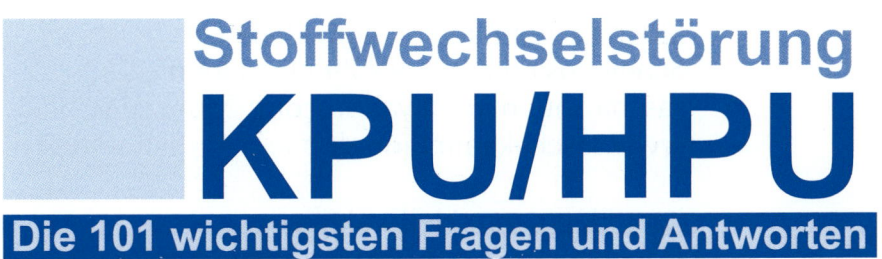

Stoffwechselstörung KPU/HPU
Die 101 wichtigsten Fragen und Antworten

Von

Sascha Kauffmann, Düsseldorf
und
Kyra Hoffmann, Hofheim

Hachinger Verlagsgesellschaft, Oberhaching

Sascha Kauffmann, Heilpraktiker
Scheibenstraße 37, 40479 Düsseldorf
sascha.kauffmann@yahoo.com
www.saschakauffmann.de

Kyra Hoffmann, Heilpraktikerin
Hauptstraße 66A, 65719 Hofheim am Taunus
kyra@naturheilkundliche-medizin.de
www.naturheilkundliche-medizin.de

www.kpu-online.de

Haftungsausschluss: Dieses Buch wurde sorgfältig erarbeitet. Dennoch übernehmen Autoren und Verlag keine Haftung für die Richtigkeit von Angaben und Empfehlungen sowie für eventuelle Druckfehler. Bei Beschwerden und Erkrankungen ist unbedingt ärztlicher Rat einzuholen.

Alle Rechte, insbesondere das Recht der Vervielfältigung und Verbreitung sowie der Übersetzung in fremde Sprachen, vorbehalten.

© 2015 by Hachinger Verlags GmbH & Co. KG,
Oberhaching, Bajuwarenring 4, 82041 Oberhaching
In Co-Produktion mit
Dustri-Verlag Dr. Karl Feistle GmbH & Co. KG
Bajuwarenring 4, 82041 Oberhaching

Umschlagsgestaltung und Umschlagsillustration:
gdv Graphik-Design Verlagsservice, G. Leibssle, Reutlingen
Satz und Layout Innenteil: Dustri-Verlag Dr. Karl Feistle GmbH & Co. KG, Oberhaching
Druck: Bosch Druck GmbH, Ergolding

Dustri-Verlag Dr. Karl Feistle
ISBN 978-3-87185-505-4

Hachinger-Verlagsgesellschaft
ISBN 978-3-944291-20-8
ISBN 978-3-944291-21-5 (PDF)

Vorwort der Autoren

Nach Erscheinen der ersten beiden Auflagen unseres Buches "KPU – eine häufige, aber vergessene Stoffwechselstörung" haben wir viele Rückmeldungen aus unserer Leserschaft erhalten.

Die Mehrzahl stammte von Patienten, die von ihrem Arzt oder Heilpraktiker mit einer KPU bzw. HPU konfrontiert wurden und noch Fragen zu dieser Thematik hatten. Diese Fragen haben uns gezeigt, dass immer noch viel Aufklärungsbedarf besteht.

Aus den vielen Fragen unserer Leser und Patienten haben wir die häufigsten und wichtigsten in diesem Buch zusammengestellt. Wir haben versucht, für diese möglichst kurze und prägnante Antworten zu finden.

Viele Fragen und Antworten befassen sich auch mit den Unterschieden zwischen der KPU (Kryptopyrrolurie) und HPU (Hämopyrrollaktamurie). Hier scheint es viel Verwirrung um marginale Inhalte und Fachbegriffe zu geben. Wir hoffen, diese klärend beantwortet zu haben.

Unser Ziel ist es, den Lesern, Patienten und auch Kollegen viele wichtige Informationen und Hinweise zu den Stoffwechselstörungen KPU und HPU zu geben. Falls wir dies nicht erreicht haben sollten und noch weitere Fragen offen sind, nehmen Sie bitte Kontakt mit uns auf. Auf der Internet-Seite www.kpu-online.de können Sie uns Ihre Fragen direkt über das Kontaktformular senden.

Mit den besten Wünschen für Ihre Gesundheit!

Hofheim und Düsseldorf,   *Kyra Hoffmann*
im Sommer 2015   *und*
                                      Sascha Kauffmann

Wenn du eine weise Antwort willst,
musst du vernünftig fragen.

Johann Wolfgang von Goethe
(1749 – 1832)

Inhalt

Vorwort	**V**
Allgemeines	**1**
Fragen zum Pathomechanismus	**23**
Labor	**37**
Ernährung	**41**
Ergänzung	**57**
Entgiftung	**61**
Literatur	**69**
Therapeutenliste	**73**
Nützliche Adressen	**77**
Sachwortregister	**79**

Allgemeines

? Wofür steht die Abkürzung KPU/HPU?

Die drei Buchstaben stehen für die Namen zweier ähnlicher Stoffwechselstörungen namens Kryptopyrrolurie (KPU) bzw. Hämopyrrollactamurie (HPU).

? Was bedeutet Kryptopyrrolurie bzw. Hämopyrrollactamurie?

Wenn man diese kaum aussprechbaren Worte liest, fragt man sich zu Recht, wer solche Worte für eine Stoffwechselstörung erschafft. Sie werden meistens von Wissenschaftlern kreiert, die sich über den Klang und deren Aussprache wenig Gedanken machen.

Wenn man sich die Wörter allerdings etwas näher betrachtet, dann werden einem die Zusammenhänge leicht verständlich.

Kryptopyrrolurie (Krypto-pyrrol-urie): „Krypto" stammt aus dem Altgriechischen und heißt übersetzt verborgen. "Verborgen" bezieht sich noch auf die ersten bzw. alten Testverfahren. Diese machten eine Sichtbarkeit der Pyrrole nur mit Hilfe einer Anfärbung möglich. Es entstand eine malvenartige oder violette Farbe, was der KPU zu Beginn auch den Namen „Malvaria" oder auch „Mauve Factor Disease" bescherte. Pyrrole sind Abbauprodukte des körpereigenen Stoffes Häm. Das Häm ist der rote Farbstoff der roten Blutkörperchen (Erythrozyten). Mit „Urie" wird alles umschrieben, was über den Urin ausgeschieden wird. Das Wort Kryptopyrrolurie setzt sich somit aus drei Teilen zusammen.

Hämopyrrollactamurie (Hämo-pyrrollactam-urie): Dieses Wort leitet sich aus dem neu gebildeten Pyrrol-Komplex ab. Häm ist wie bereits gesagt ein körpereigener Stoff. Pyrrollactam ist die Bezeichnung für den neu gebildeten Komplex. Es haften sich bei Monopyrrolen wie der KPU oder HPU die gleichen Vitalstoffe an die Pyrrole. Durch diese Bindung entsteht ein neuer Komplex. Was eine Urie ist, haben Sie ja gerade bei der Kryptopyrrolurie gelesen. Das Wort Hämopyrrollaktamurie setzt sich somit ebenfalls aus drei Teilen zusammen.

Beide Abkürzungen beschreiben gleichartige, aber nicht komplett identische Störungen des Häm-Stoffwechsels, die zu einer vergleichbaren Symptomatik führen. Im Klartext gesprochen bedeuten die Worte, dass nicht sichtbare Pyrrole (als neu gebildeter Komplex) über den Urin ausgeschieden werden.

Wer hat diese Stoffwechselstörung entdeckt?

Beide Monopyrrole haben ihre eigene Entdeckungsgeschichte, auch wenn sie sich in ihren Auswirkungen auf den Menschen so ähneln.

Die KPU wurde von amerikanischen Neurologen und Psychiatern entdeckt und erforscht. Ihre Entdeckung war eher ein Zufallsbefund, als die Psychiater Abraham Hoffer, Humphrey Ormond und Carl Pfeiffer auf der Suche nach einer natürlichen Substanz zur Behandlung von Schizophrenien waren. Dr. Carl C. Pfeiffer und sein Team haben in den folgenden Jahrzehnten viel zur Aufklärung der KPU und ihrer weiteren Erforschung beigetragen. Im Jahr 2000 beschrieb der niederländische Arzt Dr. Kamsteeg die Entdeckung der HPU.

Seit wann ist die KPU/HPU bekannt?

Die Zahlen darüber schwanken, zumal die Kryptopyrrolurie früher auch noch andere Bezeichnungen hatte. Berichte aus Untersuchungen an Patienten gibt es bereits seit den 1960er Jahren aus den USA. Diese Berichte stammen vor allem von Dr. Carl Pfeiffer.

Zu Beginn wurde sie „Malvaria" genannt oder auch „Mauve Factor Disease". Diese Bezeichnung ist auf den malvenartigen Farbton bei der Anfärbung des Urins zurückzuführen. Erst bei der Entdeckung der chemischen Substanz 2,4-Dimethyl-3-Ethylpyrrol wurde der Begriff „Kryptopyrrolurie" geschaffen. Im englischen Sprachraum findet man häufig nur den Begriff „Pyroluria". Der Begriff Pyroluria umfasst heutzutage alle Monopyrrol-Arten.

In den 1980er fand man die Phyllopyrrole und Anfang 2000 in Holland die Hämopyrrole. Alle drei Monopyrrole haben die gleichen Auswirkungen auf den Köper und seine Gesundheit. Daneben gibt es sicher noch weitere Monopyrrole, die aber nicht benannt wurden, weil sie in Messungen zahlenmäßig eher geringfügig waren.

Wo kann ich mich über die KPU/HPU ausführlicher informieren?

Wir haben zu dem Thema ein Buch verfasst mit dem Titel „KPU – eine häufige, aber vergessene Stoffwechselstörung". In dem Buch haben wir die Thematik sehr ausführlich beschrieben, sozusagen von der Geschichte bis zu den Therapiemöglichkeiten. Daneben gibt es aber auch von anderen Autoren Bücher, die das Thema KPU bzw. HPU aufgegriffen haben.

Auf der Internetseite www.kpu-online.de hat man die Möglichkeit, über ein Online-Formular seine Fragen zu stellen. In der Regel werden diese dann binnen 48 Stunden beantwortet. Daneben werden Webinare und Tagesseminare zu dem Thema von den jeweiligen Laboren angeboten.

Gibt es wissenschaftliche Studien zur KPU/HPU?

Da die KPU seit den 1960er Jahren bekannt ist, wurden seit dieser Zeit in kleinem Umfang Studien und Forschungen betrieben. Auf der freien medizinischen Datenbank PUBMED sind einige dieser Studien und Forschungsergebnisse gelistet (www.pubmed.gov).

Bitte geben Sie als Suchbegriffe „pyroluria" oder „pyrolic" ein. Streng wissenschaftliche Studien („doppelblind, randomisiert") erfordern einen großen finanziellen und zeitlichen Aufwand, daher sind diese auch lange Zeit nicht durchgeführt worden. Das Interesse an der KPU/HPU war seitens der Schulmedizin leider nicht sehr groß. Dies hat sich allerdings seit den letzten Jahren deutlich gewandelt. Es gibt immer mehr Ärzte und Heilpraktiker, die ihre Augen und Ohren für diese Thematik öffnen. Das lässt für die Zukunft hoffen, dass die KPU/HPU die Anerkennung bekommt, die sie verdient.

Wie erkrankt man an KPU/HPU?

Wir wissen heute, dass es zwei Formen der KPU/HPU gibt – die genetische (primäre) und die erworbene (sekundäre) Form. Beide Formen erfahren die gleiche therapeutische Behandlung. Sie unterscheiden sich lediglich in der Therapiezeit bzw. Dauer.

Da haben wir zunächst die angeborene, genetische KPU/HPU. Wir nennen diese Form, die „primäre KPU/HPU". Zunächst kannte man das Monopyrrol HPU noch nicht, darum sprechen wir in dem Fall hauptsächlich von der KPU. Dr. Pfeiffer hatte bereits in den 1960er Jahren die primäre KPU als eine „genetische Störung" klassifiziert. Damals waren das Wissen und die Erkenntnisse um die Genetik, Epigenetik und den Mitochondrien noch nicht so bekannt wie heutzutage. Um seine These zu belegen, machte Pfeiffer folgendes: Bei jedem positiven Testergebnis auf KPU testete er auch die direkten Angehörigen des Patienten – wie Vater, Mutter und Geschwister. Durch diese Testungen konnte Pfeiffer damals schon ganze „KPU-Familien" aufdecken. So fand er auch heraus, das Frauen gegenüber Männern wesentlich häufiger betroffen sind, im Schnitt 9 : 1.

Viele Betroffene mit der primären Form haben daher häufig schon seit frühester Jugend mit gesundheitlichen Auffälligkeiten zu kämpfen. Oft ist es so, dass sich die Symptome bei Nichtbehandlung mit zunehmendem Alter verstärken. Andersherum kann es aber auch sein, das mancher Betroffener der primären Form keine spürbaren Probleme erlebt und ihm die KPU/HPU erst durch eine Testung vor Augen geführt wird. An dieser Stelle wird wieder deutlich, wie unterschiedlich sich eine KPU/HPU auf den Menschen auswirken kann. Hinzufügen sollte man allerdings, das fast jeder positiv von einer Therapie profitiert, ob er Symptome spürt oder nicht.

Zum anderen gibt es Menschen, die erst im Laufe des Lebens eine Störung der Häm-Synthese in den Mitochondrien entwickeln und dann einen positiven KPU/HPU-Wert aufweisen. Diese Form nennen wir die „sekundäre KPU/HPU".

In vielen Fällen sind die Ursachen Giftbelastungen (z.B. mit Arsen, Aluminium und Quecksilber oder auch Medikamenten), aber auch Irritation der empfindlichen Nervengeflechte entlang der Halswirbelsäule z.B. bedingt durch einen Sturz oder einen Unfall. Zu diesem Thema hat der Internet- und Umweltmediziner Dr. Bodo Kuklinski eigene Forschungen betrieben.

Bei der sekundären Form kann es dann zu Störungen der Häm-Synthese in den Mitochondrien kommen. Die Folge kann eine Monopyrrolurie wie eine KPU oder HPU sein.

Wer kann von einer KPU/HPU betroffen sein?

Die KPU/HPU hat keine bestimmten Auswahlmerkmale wie Geschlecht, Herkunft, Ort, Religion, Hautfarbe oder sonstige Kriterien. Grundsätzlich kann jeder von einer KPU/HPU betroffen sein bzw. sie erwerben.

Man kann anhand der empirischen Daten sagen, dass Frauen eher von der primären Form berührt sind und Männer verstärkt die sekundäre Form aufweisen.

Wie viele Menschen in Deutschland haben eine KPU/HPU?

Eine genaue Zahl anzugeben wie die Einwohnerzahl von Deutschland, ist schwer möglich. Dr. Pfeiffer sprach in den 1970er Jahren von ca. 11% der Bevölkerung. Dies sind Zahlen, die er aufgrund seiner eigenen Fälle geschätzt hatte.

Wir glauben, dass sich die Zahlen deutlich verändert haben. Zum einen stimmt das Verhältnis von Frauen gegenüber Männern mit 9 : 1 seit langem nicht mehr. Man sollte das Verhältnis neu bewerten, denn die sekundäre Form der KPU/HPU hat in den letzten Jahren drastisch zugenommen. Hier wird der Anteil der Männer deutlich überwiegen.

Man kann es auch so betrachten, dass bei der primären Form viel mehr Frauen und bei der sekundären Form viel häufiger Männer betroffen sind. Das Verhältnis wird sich in etwa auf 6 : 4 Frauen zu Männer verschoben haben.

Des Weiteren kommt hinzu, dass bei vielen anderen Krankheitsbildern wie Burnout, CFS, Hashimoto ect. die KPU/HPU oft die Ursache sein kann. Häufig wird bei diesen Diagnosen nicht auf Monopyrrole getestet, so dass wir zusätzlich noch von einer hohen Dunkelziffer ausgehen.

? Ich habe KPU/HPU und möchte schwanger werden. Was muss ich beachten?

Optimalerweise wird eine Schwangerschaft im Vorfeld geplant. Dabei sollten nicht nur berufliche und soziale Veränderungen berücksichtigt werden. Unserer Meinung nach sollte der Körper von Mann und Frau vorher auf ein optimales Mikronährstoffniveau gebracht sowie der Organismus entgiftet werden.

Menschen mit KPU/HPU können teilweise massive Defizite an essentiellen Vitalstoffen wie Zink, Vitamin B6, Mangan und Vitamin D aufweisen. Alle diese Stoffe sind wichtig, um schwanger zu werden und auch um eine gesunde Schwangerschaft zu durchleben.

In der Praxis hören wir leider oft von Patienten, dass in der Vergangenheit zwar eine Schwangerschaft eingetreten ist, aber diese nicht ausgetragen wurde. Bei einigen Frauen kommt dies regelmäßig vor. In diesen Fällen kann Vitamin B6 eine wichtige Rolle spielen, da es für einen hohen Spiegel des schwangerschaftserhaltenden Hormons Progesteron sorgt. Daneben ist Vitamin B6 aber auch im gesamten Hormonhaushalt wichtig. Zink findet unter anderem seinen Nutzen in der Spermienqualität und sorgt für eine gute Funktionalität der Gebärmutterschleimhaut. Auch Vitamin D ist ein entscheidendes Vitamin für Fruchtbarkeit und schützt während der Schwangerschaft vor Komplikationen, wie der Gestose.

Neben der optimalen Mikronährstoffversorgung ist auch eine Entgiftung des Organismus vor einer Schwangerschaft sinnvoll (dies gilt im Übrigen nicht nur für Menschen mit KPU/HPU).

Wir empfehlen daher jeder Frau, den Körper durch eine entsprechende Behandlung auf eine gesunde Schwangerschaft vorzubereiten – bei einer KPU/HPU z.B. durch die Anwendung einer konsequenten 4-E-Therapie.

Können auch schon Kinder eine KPU/HPU haben?

Ja, Kinder und Jugendliche können sehr wohl von einer KPU/HPU betroffen sein. Dabei kann es sich sowohl um die primäre als auch sekundäre Form handeln. Der Zuwachs an der sekundären Form der KPU/HPU liegt mitunter an der Zunahme von Lifestyle-Sportarten, wie Bungee Jumping, Snowboarden, Kampfsport und andere. Da bleiben Verletzungen der Halswirbelsäule oft nicht aus.

In unseren Praxen haben wir häufig das Phänomen, das wir in „KPU/HPU-Familien" bereits bei Kindern im Kleinkindalter einen positiven Test nachweisen konnten. Deshalb ist unsere Empfehlung, wenn ein (vornehmlich das weibliche) Familienmitglied positiv auf KPU/HPU getestet wurde, die Kinder prophylaktisch mit zu testen.

Spätestens bei typischen Symptomen sollte ein KPU/HPU-Test in Erwägung gezogen werden. Hier eine Aufstellung, um welche Auffälligkeiten es sich möglicherweise bei Kindern und Jugendlichen handeln könnte:

- unklare Ängste
- Stimmungsschwankungen
- soziale Probleme (z.B. Rückzug)
- Unfähigkeit zur Ordnung („Chaos im Kinderzimmer")
- Konzentrationsstörungen
- starke Allergien
- unklare Magen- und Darmbeschwerden
- Essstörungen (Anorexia nervosa, Bulimie)
- Medikamentenunverträglichkeit
- stark verfrühte Pubertät (Menarche vor dem 10. Lebensjahr)
- stark verspätete Pubertät (Menarche nach dem 15. Lebensjahr)
- Starke schulische Probleme
- ADHS/ADS
- Hebephrenie

❓ Meine Schwester hat eine KPU/HPU, sollte ich dann auch einen Test machen, obwohl ich mich gesund fühle?

Sich gesund fühlen ist unter anderem auch ein subjektives Empfinden. Stellen Sie sich bitte vor, Sie fühlen sich gesund und machen aufgrund des Verdachtes einen KPU/HPU-Test. Dieser würde positiv ausfallen und Sie starten eine 4-E-Therapie (eine Form der ganzheitlichen KPU/HPU-Therapie). Die Therapie greift und Sie würden trotz Ihres subjektiven Empfindens spürbare Veränderungen wahrnehmen. Was würden Sie dann über Ihr bisheriges Empfinden denken?

Die KPU/HPU hat sicher eine genetische Disposition, auch wenn man sagen sollte, das bis heute kein genetischer Code definiert wurde, der diese These klar belegt. Wir gehen hier von Erfahrungswerten, also empirischen Daten aus. Dr. Pfeiffer hatte bereits in den 1960er Jahren damit begonnen solche Daten zu sammeln. Weltweit führen viele Therapeuten, so auch wir, diese Datenerweiterung fort.

Aus der Erfahrung heraus wissen wir, dass es Familien gibt, die häufiger von KPU/HPU betroffen sind. Teilweise lassen sich über Generationen KPU/HPU-Erkrankungen nachweisen. Wenn Ihre Schwester diese Stoffwechselstörung hat, macht es Sinn, rein präventiv, auch einen Test zu machen.

❓ Mein Sohn hat ADHS. Könnte eine KPU/HPU die Ursache sein?

Damit die Diagnose ADHS durch einen Arzt gestellt werden kann, müssen bestimmte Voraussetzungen gegeben sein. Diese werden meistens über bestimmte Fragebögen (Explorationsbögen) ermittelt. Im Folgenden finden Sie eine Beschreibung für das klinische Bild ADHS gemäß ICD-10 (International Code of Diseases).

Mit Beginn im Vorschulalter müssen folgende Symptome mindestens seit 6 Monate bestehen: Unaufmerksamkeit, Überaktivität und Impulsivität, die in einem unangemessenen Ausmaß vorhanden und mit dem Entwicklungsstand des Kindes nicht vereinbar sind.

So fallen Kinder und Jugendliche mit KPU/HPU vor allem im Schulalter durch die Diagnose ADHS/ADS auf. Diese beiden Diagnosen korrelieren nach unserer Beobachtung sehr häufig. Viele Kinder und Jugendliche vertragen die klassische Medikamententherapie mit Methylphenidat (Ritalin oder ähnliche) nicht besonders gut. Wir glauben, dass es eine starke Verbindung zwischen diesen beiden Diagnosen gibt.

Wir haben beobachtet, dass alleine der Mikronährstoffausgleich hier einen wichtigen Beitrag leistet. Bei ADHS geht man von einer Störung des Dopaminstoffwechsels aus. Dieser benötigt Vitamin B6. Daneben führt auch ein Zinkmangel zu einer Einschränkung der Aufmerksamkeit.

Die Erfahrung hat gezeigt, dass viele Kinder mit der Diagnose ADHS/ADS sehr positiv auf die Behandlung einer KPU/HPU ansprechen.

? Ich leide unter Myomen und habe eine KPU/HPU. Ich möchte schwanger werden, ist das trotzdem möglich?

Myome sind gutartige Muskelgeschwülste der Gebärmutter. Etwa 40% der Frauen mit KPU/HPU haben im Laufe ihres Lebens mit Myomen zu kämpfen. Mit zunehmendem Alter steigt die Möglichkeit einer Entwicklung von Myomen. Bei unerfülltem Kinderwunsch fragen sich viele Frauen deshalb, ob diese die Ursache dafür sein können.

Ob Myome eine Schwangerschaft erschweren, hängt von verschiedenen Faktoren ab. Sie können durch eine ungünstige Lage die Einnistung des Eies in der Gebärmutter stören. Des Weiteren können sie auch das frühe Wachstum eines Embryos so stark beeinflussen, dass es zu einem Abort bzw. Fehlgeburt kommen kann. Hat sich eine Schwangerschaft trotz eines Myoms erst einmal bis zur 12. – 14. Schwangerschaftswoche entwickelt, läuft das Wachstum des Föten meist ohne Probleme weiter. Schäden durch Myome sind dann nicht mehr zu erwarten und äußerst selten. Dennoch können sie eine Frühgeburt einleiten.

Eine Schwangerschaft ist möglich, mit der Gefahr von Hindernissen. Wir empfehlen, sich und seinen Körper auf die Reise der Schwangerschaft vorzubereiten. Je stabiler der Hormon-Vitalstoffhaushalt ist, umso stärker sind die Selbstheilungskräfte des Körpers. So können sich Myome auch eher zurückbilden. Auch hier scheint Vitamin B6 eine wichtige Rolle zu spielen, da es wichtig für die normale Hormonregulation ist.

❓ Ich habe mehrere Fehlgeburten gehabt. Erst nach einer Behandlung der KPU/HPU hatte ich eine normale, unproblematische Schwangerschaft. Welche Zusammenhänge gibt es da?

Wir bewerten die Fehlgeburten als eine Schutzreaktion des Körpers. Der Organismus möchte für seinen Besitzer immer das Beste. Bei Krankheiten oder Schwächen versucht der Körper immer erst zu kompensieren, bevor er aufgibt. Eine Schwangerschaft heißt zwei Organismen komplett zu versorgen – ein Leben in sich wachsen zu lassen. Ist der Trägerorganismus nicht ausreichend mit entsprechenden Vitalstoffen versorgt, kann er sich entscheiden, das Ei abzustoßen, um den Besitzer vor möglichen Gefahren zu schützen. Der Körper schafft es einfach nicht, beide Organismen zu versorgen.

Wir empfehlen daher jeder Frau, den Körper durch eine entsprechende Behandlung auf eine gesunde Schwangerschaft vorzubereiten. Bei einer KPU/HPU z.B. durch die Anwendung einer konsequenten 4-E-Therapie.

❓ In meiner Familie sind meine Großmutter, Mutter sowie ich selbst von KPU/HPU betroffen. Soll ich meine drei kleinen Kinder testen lassen?

Die Vermutung liegt nahe, dass alle Kinder durch die genetische Form der KPU/HPU betroffen sein könnten. Wer eine absolute Gewissheit haben möchte, der sollte den Test bei seinen Kindern machen lassen.

❓ Meine Kinder haben KPU/HPU und sind zudem hochsensibel. Wo kann ich Hilfe in Erziehungsfragen finden?

Das Thema Hochsensibilität ist wichtig und gerade Menschen mit KPU/HPU sind damit gesegnet oder bestraft. Beides kann zutreffen.

Die Beobachtung zeigt, dass Menschen mit KPU/HPU nicht nur häufig hochsensibel sind, sondern oft auch große Begabungen in den Bereichen Musik oder Kunst allgemein haben. Da vor allem hochsensible Kinder in unserem Schulsystem häufig auf Schwierigkeiten stoßen, gibt es in vielen Städten Selbsthilfegruppen und Anlaufstellen, wie AURUM CORDIS, die Betroffenen und ihren Angehörigen Hilfestellung geben können.

Darf ich, wenn ich KPU/HPU habe, Sport treiben?

Dagegen spricht nichts, sofern es der allgemeine Gesundheitszustand zulässt. Grundsätzlich ist sportliche Betätigung in geringem Maße zu empfehlen. Er kann zur Genesung und Gesunderhaltung beitragen. Eine Verletzung oder Reizung der HWS sollte auf jeden Fall vermieden werden. Bei starker Erschöpfung empfehlen wir eher keinen Sport zu treiben.

Gibt es Krankheiten, die man mit einer KPU/HPU in Verbindung bringt?

Ja, die KPU/HPU korreliert recht häufig mit bestimmten Krankheiten, darunter fallen unter anderem:
- Schilddrüsenstörungen (vor allem Hashimoto Thyreoditis und Morbus Basedow)
- ADHS/ADS
- Depressionen
- Angststörungen
- Burnout-Syndrom
- chronische Erschöpfung/Chronic Fatigue Syndrome
- Magen-Darmprobleme (wie Histaminose, Unverträglichkeiten ect.)
- gestörter Hormonhaushalt (wie Nebennieren-Erschöpfung)
- Unfruchtbarkeit
- Arthrose
- Osteoporose

Warum ist die KPU/HPU als Stoffwechselstörung so unbekannt?

Wir denken, dass dies auch mit der Historie der KPU/HPU-Erforschung zusammen hängt.

Die Entdecker der KPU waren Ärzte/Wissenschaftler, die sich im Rahmen der neu gegründeten Bewegung der „Orthomolekularen Psychiatrie" zusammen gefunden haben. Sie waren mit ihrem Anliegen, für schwere psychiatrische Störungen wie Schizophrenie, ein natürliches nebenwirkungsarmes Heilmittel im Rahmen einer Hochdosisvitamingabe zu finden, ziemlich alleine unter den damaligen Psychiatern.

Die KPU/HPU wurde quasi zufällig entdeckt und blieb lange in diesem kleinen Kreis engagierter Therapeuten. Trotz vieler Veröffentlichungen durch Pfeiffer, Hoffer und andere blieb die KPU/HPU ein Geheimtipp unter Therapeuten.

Die Therapie erfolgte zunächst nur durch die Gabe hochdosierter Vitamin- und Spurenelementgaben – für die Industrie kein interessanter Markt, da sich diese Wirkstoffe nicht patentieren lassen. Ein weiterer Grund liegt sicherlich darin begründet, dass der Pathomechanismus der KPU/HPU – bis heute noch nicht komplett geklärt ist, auch wenn er viel besser verstanden wird als zu Pfeiffers Zeiten.

Letztendlich ist aber die KPU/HPU nicht im ICD 10 Code der WHO als Erkrankung gelistet und wird an Universitäten nicht gelehrt. Daher sind viele Ärzte hierzulande mit dem Thema nicht vertraut, auch wenn es immer mehr Ärzte gibt, die sich sehr intensiv mit der Thematik beschäftigen. Einige von Ihnen haben wir in unserem Buch „KPU – eine häufige aber vergessene Stoffwechselstörung" zu Wort kommen lassen.

Ist die KPU/HPU heilbar?

Da es zwei Formen gibt, muss man zwischen der primären und sekundären KPU/HPU unterscheiden.

Primäre KPU/HPU: Oftmals ist es schwierig, zwischen beiden Formen genau zu differenzieren. Manchmal hilft die Familienanamnese (Krankheitsheitgeschichte der Familie), um Hinweise über eine mögliche ererbte bzw. primäre KPU/HPU zu erhalten – beispielsweise wenn in der mütterlichen Linie auffallend häufig ähnliche Erkrankungen auftraten. Bei der primären Form hat man die stressbedingte Pyrrolanhäufung sein Leben lang. Mit der Durchführung der 4-E-Therapie kann man allerdings viele Symptome deutlich lindern, so dass man ein ganz normales Leben führen kann. Man sollte allerdings seinen persönlichen Stresslevel im Auge behalten, da sich die Pyrrolausscheidung unter Stress deutlich erhöht. Diese Form ist somit nicht heilbar, aber man kann sie auf ein absolutes Minimum reduzieren. Der KPU/HPU-Test spiegelt dies, nach durchgeführter 4-E-Therapie, bei einem Kontrolltest häufig durch einen deutlich gesunkenen Ausscheidungswert wider.

Sekundäre KPU/HPU: Die erworbene bzw. sekundäre KPU/HPU kann z.B. nach Halswirbelsäulenverletzungen auftreten. Werden die Verletzungen ausgeheilt oder korrigiert, heilt oftmals auch die Symptomatik aus. Daher ist es unseres Erachtens so wichtig, auch bei der KPU/HPU nach möglichen Auslösern zu suchen, also sinnbildlich eine Ebene tiefer zu graben. Der Test auf Monopyrrole ist oft nur der Anfang der Diagnostik. Diese Form ist heilbar. Auch dies kann man mit einem KPU/HPU-Test überprüfen.

❓ Wie kann ich einen Therapeuten in meiner Nähe finden?

Wir haben in unserem Buch eine Liste von Therapeuten zusammengestellt, die bei einer Befragung angegeben haben, sich mit der Behandlung und der Therapie der KPU/HPU auszukennen.

Damit dieses Verzeichnis möglichst immer auf dem aktuellen Stand ist, haben wir auf der Website www.kpu-online.de eine Liste eingestellt, die regelmäßig auch von uns aktualisiert wird. Wir hoffen, dass sich mehr und mehr Therapeuten mit der Thematik auseinander setzen werden.

❓ Welche Rolle spielt der Faktor Stress?

Stress spielt eine entscheidende Rolle im Krankheitsbild. Es scheint so, dass alle Symptome sehr abhängig vom persönlichen Stresslevel sind. Dr. Pfeiffer hatte bereits vor vielen Jahren festgestellt, dass die Pyrrolanhäufung- bzw. ausscheidung bei Stressbelastung (physischer und körperlicher Stress) ansteigt. Aus diesem Grunde ist Stressreduktion, -bewältigung und -vermeidung ein ganz wichtiger Faktor in der Therapie. Hier muss und sollte jeder Betroffene seine persönlichen Mittel und Wege suchen und finden.

Mit diesem Phänomen zeigt sich, dass die KPU/HPU ein typisches Beispiel einer Stress-Körper-Verbindung ist.

Übernehmen die gesetzlichen Krankenversicherungen die Kosten für den Test oder die Behandlung?

Leider ist die KPU/HPU im ICD10 (International Code of diseases) noch nicht als eigenständiges Krankheitsbild anerkannt bzw. eingetragen, obwohl sie streng genommen zu den Porphyrien zählt. Die gesetzlichen Krankenversicherungen übernehmen somit die Kosten für den Test und die Behandlung derzeit noch nicht.

Bei privaten Zusatz- und Krankenversicherungen ist in der Regel eine Kostenbeteiligung möglich. Da aber jede Versicherung ihre eigenen Vertragsbedingungen hat, ist es unmöglich hier eine pauschale Antwort zu geben. Es ist sicher ratsam, sich mit bei seiner Versicherung über deren Leistungen zu erkundigen.

Gibt es auch Ärzte in Deutschland, die sich mit der KPU/HPU auskennen?

Ja, die gibt es. Auf der Internet Seite www.kpu-online.de unter dem Menüpunkt KPU/HPU-Therapeut findet man eine Liste mit Ärzten und Heilpraktikern, die regelmässig aktualisiert wird.

Kann der Hausarzt den Test mit normalem Urin durchführen?

Nein, der Hausarzt kann den Test nicht mit normalem Urin durchführen. Er kann Ihnen allerdings ein Testset mitgeben und erklären, wie man diesen benutzt. Für die Bestimmung von Kryptopyrrol bzw. Hämopyrrol wird ein spezielles Testset benötigt. Der Patient macht diesen Test in der Regel zu Hause mit dem ersten, gesammelten Morgenurin.

Dafür ist es wichtig, dass man möglichst in der Nacht nicht Wasser lässt (mindestens 6 Stunden). Die Testsets sind mit allem ausgestattet, was man für die Durchführung braucht. Meistens sind es zwei Röhrchen die man mit dem Morgenurin befüllen muss, wobei ein Röhrchen oft ein Pulver zur Stabilisierung enthält.

Auf der Internetseite www.youtube.de kann man sich unter folgendem Link ein Video anschauen, wie man ein solches Testset benutzt:

https://www.youtube.com/watch?v=yP6c3b2N7C4

 Ist KPU die alte Bezeichnung für HPU?

Nein, ist sie nicht. Dies wird zwar immer wieder behauptet, es ist aber nicht korrekt. Die KPU wurde mit ihren Pyrrolverbindungen bereits in den 1960er Jahren entdeckt. Da kannte man die die HPU noch gar nicht. Zu dieser Zeit hatte man die einzelnen Monopyrrole noch nicht getrennt benannt.

Man muss sich das Testverfahren von damals wie einen Beutel voll mit unterschiedlichen Pyrrolarten vorstellen. Der Test war positiv, wenn der Beutel befüllt war mit verschiedenen Pyrrolen. Damals gab es noch nicht für jedes Pyrrol einen Namen. Man hatte nur darauf geachtet, ob Pyrrole vorhanden waren oder nicht – eigentlich so, wie es die Amerikaner heutzutage machen. Sie nennen alle verschiedene Pyrrolverbindungen einfach „Pyrrolics".

Mit Verbesserung der technischen Möglichkeiten konnte man dann die Monopyrrole differenzieren. Man entdeckte dann auch die Unterschiede im Aussehen.

So kamen 1980 die Phylopyrrole hinzu und Anfang 2000 die Hämopyrrole. Die einzelnen Monopyrrole isoliert zu messen ist auch heutzutage noch nicht möglich. Das geht immer nur in der Gesamtheit aller Pyrrolverbindungen. Auch der Entdecker der HPU, Dr. Kamsteeg, besteht auf einen biochemischen Unterschied der beiden Monopyrrole.

Was ist der Unterschied zwischen KPU und HPU?

Der größte Unterschied liegt in der diagnostischen Betrachtung. Es gibt zwei Lager, die jeweils auf ihrer Meinung beharren. Wer sich mit dem Thema „Pyrrole" näher befasst, wird erkennen, dass es zwischen diesen beiden Formen der Pyrrolurie keine wirklichen Unterschiede gibt.

In den Symptomen bzw. Auswirkungen auf den Menschen verursachen beide Monopyrrole das Gleiche. Sie haften sich an bestimmte Vitalstoffe und können so für einen Mikronährstoffmangel im Körper sorgen. Da jeder Organismus anders ist und auch jeder individuell auf einen Mangel reagiert, sind die Symptome in ihrer Ausprägung so unterschiedlich und breit gefächert.

Der Unterschied liegt allein in der Struktur der Pyrrole. Man könnte auch sagen, dass Hämopyrrole eine andere Form oder Aussehen als Kryptopyrrole haben. Sie entstammen aber alle dem Häm-Molkül bzw. sind die Abbauprodukte von ihm.

Die Auswirkung der Häm-Stoffwechselstörung ist für die KPU und HPU sehr ähnlich:
- Mikronährstoffverlust
- Entgiftungsstörungen
- Vitamin D-Mangel bzw. erhöhter Bedarf an Vitamin D
- Mitochondriendysfunktion

Hieraus können sich dann im Laufe der Zeit die verschiedenen typischen KPU/HPU-bedingten Erkrankungen entwickeln.

 Warum weiß mein Arzt/Psychiater so wenig über die KPU/HPU?

In der klassischen Schulmedizin werden andere Medikamente zur Therapie eingesetzt. Viele dieser Medikamente schaffen sicher Abhilfe für die Symptome, bringen aber auch viele Nebenwirkungen mit sich. Die Orthomolekulare Medizin gibt es zwar schon ein paar Jahrzehnte, steckt aber im Grunde genommen noch in ihren Kinderschuhen. Wir haben das Gefühl, dass sich gerade in den letzten Jahren ein Wechsel vollzieht. Wir finden immer wieder Ärzte, Psychologen und Psychiater, die das Gespräch mit uns suchen, um sich über die Thematik zu informieren. Es bleibt also abzuwarten und die nächsten Jahre zu beobachten.

Aufklärung beginnt an vielen Stellen, vor allem wenn man darüber redet. Wenn Ihr Arzt die KPU/HPU nicht kennt, dann teilen Sie Ihr Wissen mit ihm. Es wird ihn sicher neugierig machen und interessieren.

? Woher bekomme ich ein KPU/HPU Testset?

Der sicherste Weg ist, sich über seinen Therapeuten, egal ob Arzt oder Heilpraktiker, sein Testset zu besorgen. Dieser kann Ihnen die Handhabung und Anwendung des Testsets erklären. So sollten keine Fragen offen bleiben.

? Was kostet ein KPU/HPU-Test?

Die Kosten für ein KPU oder HPU Test können von Labor zu Labor variieren. So kosten die KPU-Tests in der Regel zwischen 30 und 40 Euro. Die HPU-Tests werden oftmals deutlich teurer angeboten.

? Wenn ich bereits Nahrungsergänzungsmittel zu mir nehme, muss ich diese dann vor dem KPU/HPU-Testabsetzen?

Ein KPU/HPU-Test misst die Pyrrole, die sich an Vitalstoffe (vornehmlich Zink, Vitamin B6 und Mangan) haften. Nimmt man nun diese Vitalstoffe hochdosiert zu sich, schafft man eine Sättigung und die Messung könnte im Ergebnis verschoben werden. Wir empfehlen, mindestens 3 Tage diese Vitalstoffe weg zu lassen, sofern man den Test machen möchte. Wenn Sie andere Vitalstoffe wie Aminosäuren zu sich nehmen, müssen Sie auf diese nicht verzichten. Diese Stoffe haben keinen Einfluss auf das Ergebnis.

Wenn ich Medikamente einnehme, muss ich diese dann vor dem KPU/HPU Test absetzen?

Die verordneten Medikamente von Ihrem Arzt sollten Sie nicht einfach absetzen. Diese haben in der Regel keinen Einfluss auf die Pyrrolausscheidung. Ein KPU/HPU-Test misst die Pyrrole, die sich an Vitalstoffe (vornehmlich Zink, Vitamin B6 und Mangan) haften.

 Ich habe einen KPU/HPU-Test durchgeführt, weil alle Symptome darauf hinweisen. Der Test kam mit einem negativen Ergebnis zurück. Wie ist das möglich?

Es gibt eine kleine Anzahl von Betroffene mit KPU/HPU (ca. 5%), die sogenannte Tagausscheider sind. Diese Personen verlieren die Pyrrolkomplexe über den Tagesurin. Wenn die Symptomatik deutlich ist und der Test negativ zurückkommt, kann man den Test wiederholen mit einem 24-Stunden-Sammelurin-Test. In solchen Fällen sammelt man den Urin über 24 Stunden in einem speziellen Behälter und versendet daraus eine Probe.

 Soll ich meinen Hausarzt über die KPU/HPU informieren, wenn ich den Test bei einem anderen Arzt gemacht habe?

Ja, unbedingt. Er muss als Ihr Hausarzt über alle wichtigen gesundheitlichen Themen, die Sie betreffen, informiert sein. Falls Ihr Hausarzt die KPU/HPU noch nicht kennt, verweisen Sie einfach auf die auf dem Markt befindliche Literatur, die ja größtenteils auch von Ärzten verfasst wurde.

Wie wird eine KPU/HPU behandelt?

Eine KPU/HPU äußert sich häufig in ganz verschiedenen Symptomen, die aber alle durch einen gemeinsamen Nenner hervorgerufen werden. Gelenk- bzw. Knochenbeschwerden, die durch eine KPU/HPU ausgelöst wurden, brauchen einen anderen Behandlungsansatz als eine Depression- oder Angststörung. Eine KPU/HPU-Behandlung hat daher immer einen therapeutisch individuellen Charakter.

Der gemeinsame Nenner ist die spezielle Form der Mitochondrienstörung, die eine fehlerhafte Häm-Synthese zur Folge hat. Eine Häm-Synthese-Störung führt in aller Regel zu
- einer erhöhten Pyrrolausscheidung mit dadurch verursachten Zink-, Mangan- und Vitamin B6-Verlust (in einigen Fällen zeigt sich der Verlust auch durch einen Chrom III-Mangel).
- an einem erhöhten Verbrauch an Vitamin D3 bzw. der Schwierigkeit, ausreichend hohe Vitamin D3-Speicher in der Leber aufzubauen
- Umweltgifte effektiv zu entgiften

Diese Grundstörung mit ihren vielen verschiedenen Auswirkungen auf den Körper lässt sich dennoch anhand eines roten Fadens behandeln. Aufgrund unserer Erfahrung in der Behandlung vieler Hundert KPU/HPU-Patienten haben wir ein Konzept entwickelt, das die wichtigsten Säulen einer erfolgreichen Therapie beinhaltet.

Es besteht aus den Komponenten
- Ernährung
- Ergänzung
- Entgiftung
- Entstressung

Wir haben es der Einfachheit halber „Das 4-E-Konzept" genannt.

Diese 4 Säulen sind für jede Therapie unverzichtbar. Die Ausgestaltung der Säulen ist der individuelle Charakter der Therapie. Dies wird Ihr Therapeut mit Ihnen individuell festlegen.

Für uns ist es an dieser Stelle ganz wichtig zu betonen, dass es sicher nicht ausreichend ist, die nur fehlenden Mikronährstoffe Vitamin B6, Mangan und Zink zu verabreichen. Die KPU/HPU ist in erster Linie eine Mitochondrienstörung und nur in zweiter Linie eine Vitalstoff-Mangelerkrankung.

? Ist es notwendig, die aktivierte Form vom Vitamin B6, das P5P (Pyridoxal-5-Phosphat) einzunehmen?

Bei einem KPU/HPU-Test werden die Monopyrrole gemessen, die sich an den Vitalstoffen geheftet haben und so für deren Mangel sorgen können. Die neuen Pyrrole sind gebunden an Zink, Vitamin B6 (die umgewandelte Form P5P) und manchmal auch Mangan. So kann der Gedanke nahe liegen, wenn ich P5P verliere, muss ich dieses doch nur wieder auffüllen. Das ist leider nicht korrekt, denn das P5P kommt in Nahrungsmitteln nicht vor. Es wird aus Vitamin B6 und Enzymen erst zu P5P in der Darmschleimhaut umgewandelt. Nach der Aufnahme erfolgt in der Leber eine chemische Reaktion, die man Phosphorylierung nennt. Dieser Schritt in der Leber ist absolut wichtig, da das P5P sonst nicht die Zellmembran der einzelnen Zellen passieren könnte. Der größte Anteil des P5P schwimmt sozusagen im Blutplasma gebunden an Albumin und wartet auf seine Umwandlung. Man nennt das P5P daher auch die zirkulierende Depotform. Solange die Leber nicht stark geschädigt ist, z.B. durch eine Fibrose oder Zirrhose, ist dieser Umwandlungsprozess für die Leber kein Problem.

Hier ein Beispiel zum besseren Verständnis: Stellen Sie sich eine Person vor, vielleicht war es bei Ihnen ja auch so, diese hatte noch nie etwas von KPU oder HPU gehört. Er oder sie leidet aber ständig an den verschiedensten Symptomen und nach einem langer Odyssee von Arzt zu Heilpraktiker und umgekehrt bekommt diese Person auf einmal die Verdachtsdiagnose KPU/HPU. Es wird ein Test gemacht und dieser fällt positiv aus.

Diese Person hatte zuvor noch nie etwas von P5P gehört, geschweige denn es über Nahrungsergänzungsmittel substituiert. Sie wird aber über die Nahrung Vitamin B6 (Pyridoxin) zu sich genommen haben. Im KPU/HPU-Test sind die Pyrrole gemessen worden mit P5P.

Was sagt das über den Prozess im Körper aus? Die Umwandlung von Vitamin B6 zu P5P funktioniert im Körper einwandfrei. Es handelt sich dabei um einen physiologischen Prozess. Hier fehlen bzw. ist die Enzymgruppe nicht gestört. Der Mensch hat über 3.000 verschiedene Enzyme.

Substituiert diese Person nun „P5P" auf Anraten des Therapeuten, wird ein normaler physiologischer Umwandlungsprozess im Körper übergangen. Der Organismus muss sich mit etwas auseinander setzten, was in der Nahrung nicht existiert. Darauf reagieren nach unserer Erfahrung viele Menschen mit Magen-Darm-Problemen.

Wir raten daher zur Einnahme des klassischen Vitamin B6 bzw. des Pyridoxin, sofern keine schwerwiegende Lebererkrankung vorliegt.

Welche Unterschiede gibt es in der Therapie bei der primären und sekundären Form der KPU/HPU?

Der einzige und große Unterschied in der Therapie der beiden Formen liegt in der Dauer der Behandlung.

Primäre Form: Bei der primären KPU/HPU handelt es sich um eine genetische bzw. ererbte Form der Stoffwechselstörung. Viele Patienten brauchen Jahre, bis sie schließlich die passende Diagnose bekommen. In dieser Zeit werden sie von immer neuen Symptomen begleitet bzw. gequält. Diese Form der KPU/HPU behält man sein Leben lang. Es ist vergleichbar mit einem Diabetes Typ 1, bei dem die regelmässige Gabe von Insulin erforderlich ist. Genauso wie der Diabetiker müssen Menschen mit KPU/HPU ihre Depots mit Vitalstoffen auffüllen und sich regelmässig entgiften.

Sekundäre Form: Bei der sekundären KPU/HPU handelt sich um eine erworbene Form der Stoffwechselstörung, z.B. bedingt durch einen Schaden in der Halswirbelsäule, oder einer anderen Störung der Mitochondrienfunktion, z.B. durch Giftbelastungen. Das sog. HWS-Trauma spielt bei der sekundären Formen eine große Rolle. Dr. Bodo Kuklinski konnte zu dem Zusammenhang HWS-Trauma und KPU viel beitragen. Bedingt durch waghalsige Lifestyle-Sportarten kommt es vermehrt zu manchmal auch marginalen Verletzungen. Andere Ursachen können Autounfälle, Prellungen, Operationen mit HWS-Überstreckungen etc. sein. Diese können eine Störung der Mitochondrienfunktion mit einer Häm-Synthesestörung verursachen. Wird der Schaden (z.B. HWS-Trauma) behoben, verschwinden die Symptome einer KPU/HPU. Diese Form ist also reversibel.

Oftmals ist es im Nachhinein nicht mehr zu klären, vor allem bei jahrelangen Beschwerden, ob eine primäre oder sekundäre KPU/HPU vorliegt.

Die Therapie ist allerdings für beide Formen dieselbe.

 Reicht es zur Therapie aus wenn ich Zink, Vitamin B6 und Mangan als Einzelpräparate einnehme?

Oftmals wird die KPU/HPU nur als eine reine Mikronährstoffmangelerkrankung bezeichnet. Das liegt sicher daran, dass mit ihr fast immer ein kombinierter Zink-, Vitamin B6- und Manganverlust verbunden ist. Der Verlust ist allerdings nur ein Aspekt der KPU/HPU. Genauso wichtig ist es, dass der Hämstoffwechsel und die Mitochondrien stabilisiert werden sowie eine Entgiftung stattfindet.

Mit diesem Wissen haben deutsche Hersteller auch einige sehr bewährte, gut verträgliche Präparate zur Behandlung einer KPU/HPU auf den Markt gebracht, die nicht nur Zink, Vitamin B6 und Mangan beinhalten, sondern auch noch andere Vitalstoffe wie Glycin, Chrom oder Taurin.

? Ich nehme Medikamente gegen Depressionen. Soll ich diese jetzt absetzen, da ich Nahrungsergänzungsmittel zur Linderung der KPU/HPU nehme?

Wenn Sie Medikamente von einem Arzt verordnet bekommen haben, sollten Sie diese nicht eigenmächtig absetzen. Sie sollten auf jeden Fall das Gespräch mit Ihrem Arzt suchen und ihm die neue Situation erklären. Meistens werden solche Medikamente ausgeschlichen, das heißt, die Dosis wird stetig verringert, bis man keine mehr zu sich nimmt. Das ist für den Organismus wesentlich schonender und auch gesünder. Gegen die Einnahme von Vitalstoffen spricht in den meisten Fällen sicher nichts, das wird und kann Ihnen Ihr Arzt bestätigen.

? Wie lange muss ich die Therapie durchführen?

Die Therapie ist in der Regel als Basistherapie so lange fortzuführen, bis die Symptome, die durch eine KPU/HPU ausgelöst worden sind, nicht mehr wahrnehmbar bzw. eine deutlich spürbare Verbesserung da ist. Das ganze sollte unter Laborkontrolle geschehen und keine Defizite in der Mikronährstoffversorgung mehr feststellbar sein.

Wir empfehlen – auch bei einer subjektiven Symptomfreiheit – mindestens halbjährliche Laboruntersuchungen von Vitamin B6 (Vollblut/Serum), Zink (Vollblut), Mangan (Vollblut), Vitamin D3 (25 OH im Serum) und gegebenenfalls auch Chrom III (Serum) durchführen zu lassen. So kann ein mögliches Absinken des Vitalstoff-Spiegels rechtzeitig erkannt werden.

Pathomechanismus

 Was sind Pyrrole?

Pyrrole sind Abbauprodukte des Häms. Häme sind bestimmte Verbindungen im menschlichen Körper, die an verschiedenen Stellen wichtige Aufgaben übernehmen. Es handelt sich hierbei um komplexe Ringsysteme, in deren Mitte ein Metallmolekül eingebettet ist. Sie sind z.B. ein Teil des Entgiftungssystems der Leber, mit dem Namen Cytochrom P450. Häme sind aber auch Bestandteile des roten Blutfarbstoffs Hämoglobin und des Myoglobins, sowie der Cytochrome der Mitochondrien. Auch die Thyreoperoxidase (TPO) der Schilddrüsenzellen ist ein hämhaltiges Enzym.

 Wie lässt sich eine KPU/HPU biochemisch erklären?

Bei einer KPU/HPU werden erhöhte Pyrrole durch ein spezielles Testverfahren im Urin nachgewiesen. Pyrrole stammen aus dem Abbau von Hämgruppen. Normalerweise werden Häm-Reste nicht über den Urinweg aus dem Körper ausgeschieden, sondern über den Stuhl.

Werden Häme allerdings unphysiologisch in der inneren Membran der Mitochondrien zusammengesetzt, man könnte auch sagen nach einem falschen Bauplan, werden die Häm-Reste nicht angemessen entsorgt. Dabei sind sie dann sehr aktiv und reissen auf ihrem Weg aus dem Körper Vitalstoffe wie Zink, Mangan und Vitamin B6 mit sich. In einigen Fällen ist auch noch das Spurenelement Chrom III betroffen.

Die Ursache für diese fehlgeleitete Ausscheidung liegt also am Entstehungsort in den Mitochondrien. Man könnte auch von einer bestimmten Form der mitochondrialen Dysfunktion sprechen. Diese kann ererbt (primär) oder erworben (senkundär) sein.

❓ Welche sind typische Symptome bei einer KPU/HPU?

Die Symptomvielfalt kann sehr weitreichend sein. Jeder Mensch ist einzigartig, genauso individuell erlebt jeder Betroffene die Beschwerden einer KPU/HPU. Neben dem chronisch schleichenden Vitalstoffverlust haben noch viele weitere Voraussetzungen einen Einfluss darauf, wie und in welchen Umfang man von den Symptomen betroffen sein kann. Darunter fallen z.B. persönliche Grundkonstitution, Lebensbedingungen, Gedankenmuster usw.

Hier nun eine Aufstellung möglicher Symptome sortiert nach Systemgruppen:

Kopf inkl. Zentrales Nervensystem, allgemein:
- Kopfschmerzen
- Migräne
- Depressionen
- Stimmungsschwankungen
- Konzentrationsschwierigkeiten
- Müdigkeit
- Erschöpfung
- Schwindel
- schlechtes Kurzzeitgedächtnis
- fehlende nächtliche Traumerinnerung
- Schlafstörungen
- Haarausfall
- ADS/ADHS
- Neigung zu Zahnkaries

Augen:
- Lichtempfindlichkeit
- Doppelbilder
- trockene Augen
- Sehverschlechterung
- Fremdkörpergefühl im Auge
- Druckgefühl hinter dem Auge
- hervorstehende Augen (Exophtalmus)
- geschwollene Augenlider

Hals/Schilddrüse:
- Schilddrüsenüberfunktion (Hyperthyreose)
- Schilddrüsenunterfunktion (Hypothyreose)
- chronische Schilddrüsenentzündung (Hashimoto-Thyreoiditis)
- Morbus Basedow (Autoimmunprozess)
- Knotenbildung in der Schilddrüse

Oberkörper:
- Hypotonie (niedrigen Blutdruck)
- Neigung zu Arteriosklerose
- Allergien (Bronchien/Lunge)
- Prämenstruelles Syndrom (Zysten, Knoten in der Brust)

Verdauungstrakt:
- morgendliche Übelkeit
- Durchfall oder Verstopfung
- Blähungen
- Nahrungsmittelunverträglichkeiten
- Fruktoseintoleranz
- Laktoseintoleranz
- Glutenunverträglichkeiten
- Histaminose
- Leberentgiftungsstörungen
- erhöhte Cholesterinwerte
- Neigung zu Gallensteinen
- Magen-Darmschmerzen
- Diabetes Typ 2

Uro-Genital-Trakt, Frau:
- Menstruationsbeschwerden
- häufige Pilzinfektion im Vaginalbereich (Vaginosen)
- häufige Blasenentzündungen
- Zyklusstörungen
- Schwierigkeiten schwanger zu werden
- häufige Fehlgeburten (habituelle Aborte)
- Prämenstruelles Syndrom
- Libidoverlust
- Myome

Uro-Genital-Trakt, Mann:
- Potenzstörungen
- Libidoverlust
- verminderte Spermienanzahl

Bewegungsapparat:
- Arthrose
- Arthritis

- Osteoporose
- Bindegewebsschwäche
- Fibromyalgie
- Gelenkschmerzen
- Gelenksteifigkeit

Haut:
- blasse Haut (bedingt durch B6-Mangelanämie)
- weiße Flecken auf den Fingernägeln
- Sonnenlichtempfindlichkeit der Haut
- Neigung zu Akne
- Haut- bzw. Dehnungsstreifen (Striae)
- Nesselsucht (Urtikaria)

Zusätzliche besondere Merkmale:
- schlechtes Schriftbild insbesondere bei Stress
- Medikamentenunverträglichkeit inklusive der Antibabypille und Narkosemittel
- Alkoholunverträglichkeit
- allgemeine Infektanfälligkeit
- Juckreiz
- Sonnenempfindlichkeit
- Lichtempfindlichkeit
- Geräuschempfindlichkeit

Warum kann sich die KPU/HPU in so vielen verschiedenen Symptomen zeigen?

Um die Ausprägungen einer KPU/HPU zu verstehen, muss man wissen, dass die Störung in den Körperzellen liegt, genau genommen in den Mitochondrien. In deren Membran findet die Produktion des wichtigen Eiweißbestandteils Häm statt. Häme benutzt der Körper an ganz verschiedenen Stellen, z.B.
- beim roten Blutfarbstoff Hämoglobin
- bei den Entgiftungsenzymen (z.B. Cytochrom P450)
- bei der Energiegewinnung (Cytochrom C)
- in der Schilddrüse bei Herstellung von Hormonen (Thyreoperoxidase TPO)
- bei der Speicherung von Vitamin D3 (Cytochrom P450)

Werden Häme fehlerhaft zusammengebaut, kann dies zwei Auswirkungen auf den Körper haben
- die Funktion dieser Häme kann in unterschiedlichem Ausmaße eingeschränkt sein, wie bei einem Fahrrad, wo

eine Pedale schleift. Dieses fährt nicht so effektiv wie ein intaktes Fahrrad, und
- werden diese Häme nach einigen Monaten wieder vom Körper entsorgt, so nehmen diese einen anderen Ausgang. Statt wie üblich über den Darm den Körper zu verlassen, nehmen diese „falschen Häme" (sie heissen dann nur noch Pyrrole) den Weg über die Niere. Auf diesen Weg reißen sie Zink, Mangan und Vitamin B6 und zum Teil auch Chrom III mit sich.

Wie man sieht, haben wir hier zwei Bereiche, aus denen Störungen entstehen können: eine Häm-Störung und ein Mikronährstoffmangel.

Der Mikronährstoffmangel muss z.B. bei einem Menschen, der sich sehr vitalstoffreich ernährt, nicht auftreten. Durch eine optimierte Ernährung werden kaum oder gar keine Störungen durch die Zink-, Mangan- und Vitamin B6-Verlust auftreten. Dies ist aber bei vielen Menschen nicht gegeben. Der Verzehr an zinkreichen Nahrungsmitteln, wie Fleisch und Fisch, ist bei vielen Personen eingeschränkt (z.B. junge Frauen, Veganer, Vegetarier), der Bedarf bei vielen Menschen an B6 erhöht (z.B. durch Medikamente wie die Pille).

Aus diesem Grunde haben nicht alle KPU/HPU-Patienten dieselben Auswirkungen aus Zink-, Mangan- und B6-Verlusten.

Was aber fast alle Patienten eint, sind die typischen Störungen der Häm-Synthese, das heisst:
- Energiegewinnung eingeschränkt: Burnout-Syndrom, Müdigkeit, CFS/ME, schnelle Erschöpfbarkeit
- Vitamin D-Status: Auch bei hohen Gaben von Vitamin D3 bauen sich nachhaltige Speicher an 25 OH Vitamin D (gemessen im Serum) nur schwer auf. Folgen sind Müdigkeit, Arthrose, Osteoporose, Immunstörungen
- Entgiftung eingeschränkt: Medikamentenunverträglichkeit, Alkoholunverträglichkeit, häufige hohe Belastungen an toxischen Metallen, wie Quecksilber, Aluminium, Blei und Arsen
- Störung der Hormonsynthese der Schilddrüse: Schilddrüsenunterfunktion (mit und ohne Hashimoto Thyreoiditis)

Die KPU/HPU kann eine wirklich verwirrende Symptomenvielfalt erzeugen, was gerade Ärzte und auch Heilpraktiker, die mit der Thematik nicht vertraut sind, häufig vor große Probleme stellt – und damit natürlich auch die Patienten.

Eine Patientin sagte uns: „Jetzt lebe ich schon so gesund und werde von Jahr zu Jahr kränker. Mein Arzt findet nichts und sagt, alles sei psychosomatisch."

Was ist oxidativer Stress?

Während der Produktion von Energie (ATP) in den Mitochondrien entstehen regelmäßig „Abfälle", sogenannte Sauerstoffradikale. Diese werden in der Regel sofort mit Hilfe von Antioxidantien, wie Vitamin E, Zink, Vitamin C oder Glutathion entsorgt und damit unschädlich gemacht. Werden die Sauerstoffradikale nicht beseitigt, können diese die Zelle in ihren Bestandteilen, z.B. die Zellmembran oder DNA der Mitochondrien, schädigen. Diesen Zustand nennt man oxidativen Stress. Viele Forscher machen oxidativen Stress für eine Reihe von Krankheiten verantwortlich.

Was ist nitrosativer Stress?

Neben Sauerstoffradikale existiert auch das Radikal Stickstoffmonoxid (NO-Gas). Es ist ein freies Radikal, das in fast allen Zellen des menschlichen Körpers aus der Aminosäure L-Arginin gebildet werden kann. Es besitzt nur eine kurze Wirkungsdauer, entfaltet dafür aber eine hohe biologische Aktivität.

NO-Gas wird von den Körperzellen benötigt, um sich vor Eindringlingen zu schützen bzw. sich gegen diese zu verteidigen. Es kann unter anderem Viren oder Bakterien abtöten, die eine Zelle im Inneren angreifen. Man nennt es auch das natürliche Kampfgas der Zellen, da es ein Teil der unspezifischen Immunabwehr ist.

Wenn NO-Gas aber ständig produziert wird, ohne dass es dafür einen Grund gibt, wie z.B. eine Vireninvasion, dann kann dieses flüchtige Gas auf freie Radikale treffen. Als Folge prallen NO-Gas und oxidativer Stress aufeinander. Diesen Zustand nennt man dann Nitrosativen Stress. So eine Stoffwechsellage ist für den Körper brandgefährlich, da sich nun aus dem einfachen NO-Gas Peroxinitrit gebildet hat. Dieses kann auf vielfältige Weise den Körper schädigen.

Es kann unter anderem die Schilddrüse und die Nebenniere angreifen, indem es die Aminosäure L-Tyrosin vernichtet. Des Weiteren kann das Glückshormon Serotonin zerstört und weitere Entzündungsprozesse im Körper ausgelöst werden. Vor allem behindert und zerbricht es die Mitochondrien auf vielfältige Weise und kann somit die Ursache für eine erworbene KPU/HPU sein.

Wie kann man nitrosativen Stress bei mir untersuchen?

Gase sind flüchtig, darum ist NO auch schlecht zu messen. Zur Bildung von NO wird die Aminosäure L-Arginin benötigt. Bei der Herstellung entsteht ein Nebenprodukt, das Citrullin. Dieses dient als Marker in Form eines Urintests, zur Beurteilung des nitrosativen Stresslevels. Einfach gesprochen: Je mehr das Citrullin im Urin vorhanden ist, um so höher die Bildung von NO und damit die steigende Tendenz zum nitrosativen Stress.

Ein weiterer Marker ist das Derivat des Peroxinitrits, das 3-Nitrotyrosin. Dieser Wert lässt sich im Blut untersuchen. Dr. Bodo Kuklinski führt in seiner Praxis eine NO-Gas-Messung durch, die wohl zur Zeit die genaueste Bestimmung von nitrosativem Stress darstellt.

Was sind Mitochondrien?

Der menschliche Körper besteht aus ca. 70 bis 100 Billionen Körperzellen. In ihrem Aussehen und ihrer Grundstruktur sind alle Zellen ziemlich gleich aufgebaut. Sie besitzen eine Zellmembran, einen Zellkern und verschiedene Zellorganellen. Zu den wichtigsten Zellorganellen gehören die Mitochondrien.

Die Mitochondrien haben sich im Laufe der Evolution aus kleinen Bakterienformen entwickelt. Ihre Aufgaben sind vielfältig. In erster Linie produzieren sie unaufhörlich unsere Lebensenergie, auch ATP (Adenosintriphosphat) genannt. Man nennt sie daher auch die Kraftwerke der Zelle. Sie steuern aber auch die Zellteilung, die Zellleistung und den natürlichen Zelltod (Apoptose). Daneben produzieren sie auch verschiedene wichtige Eiweiße, z.B. das Hormon

DHEA oder die Häm-Moleküle, die bei der KPU/HPU eine wichtige Rolle spielen.

Für die Herstellung der Energie brauchen die Mitochondrien Sauerstoff und viele verschiedene Mikronährstoffe. Die Anzahl an Mitochondrien pro Körperzelle kann stark variieren. Das ist abhängig mit vom jeweiligen Zelltypus, so besitzt eine Nervenzelle 5.000 und die weibliche Eizelle sogar 120.000 Mitochondrien.

Die Forschung über die Mitochondrien ist noch ein relativ junges Gebiet, ebenso der Bereich der mitochondrialen Medizin. Das bereits gewonnene Wissen um die Mitochondrien hat die KPU/HPU erklärbarer gemacht.

Was ist eine mitochondriale Dysfunktion?

Mitochondriale Dysfunktion wird in der Medizin auch als erworbene Mitochondropathie bezeichnet. Mit diesem Namen wird eine nachhaltige Störung der Mitochondrien z.B. in den Atmungsketten oder im Zitratzyklus beschrieben. Als Folge produzieren Mitochondrien nicht nur zu wenig Energie (ATP), sondern wichtige Zellfunktionen laufen nicht mehr regelrecht ab, wie die Bildung von Häm. Das kann ganz unterschiedliche Symptome erzeugen. Das häufigste Symptom ist das Gefühl von ständiger Erschöpfung und beharrlicher Müdigkeit.

Was passiert, wenn der Prozess der Energiegewinnung in den Mitochondrien nicht richtig funktioniert?

Dies kann eine Einschränkung der Energiegewinnung in der Zelle zur Folge haben. Das kann vorübergehend überbrückt werden durch die Nutzung eines „Notstromaggregats" – auch Glykolyse genannt. Dieser Weg ist allerdings nicht sehr effizient und führt zu einer deutlich geringeren Energieausbeute.

Lassen Sie uns diese beiden Energiegewinnungswege miteinander vergleichen:

Mitochondrien:
1 Einheit Zucker = 38 Einheiten Energie (ATP)

Notstromaggregat Glykolyse:
1 Einheit Zucker = 2 Einheiten Energie (ATP)

❓ Was ist Histamin?

Histamin ist eine von vielen Substanzen, die wichtige Funktionen für den Körper erfüllt. Man zählt es zu der Gruppe der Gewebshormone. Es hat viele Funktion im Rahmen der Immunabwehr aber auch als Neurotransmitter. Histamin bildet der Körper aus der Aminosäure L-Histidin selbst.

Wir nehmen Histamin aber auch über die Nahrung zu uns. So enthalten fast alle Lebensmittel in unterschiedlicher Konzentration Histamin. Der Körper hat verschiedene Regulationssymsteme, um Histamin in der Balance zu halten. Bei Betroffenen mit KPU/HPU können diese Systeme in ihren Fähigkeiten eingeschränkt funktionieren.

❓ Was macht Histamin im Körper?

Histamin wirkt im Körper als Entzündungsmediator und als Neurotransmitter. Über diese Zusammenhänge weiß die Wissenschaft heute schon eine Menge. So hat Histamin auf fast alle Organsysteme einen Einfluss.

Als Entzündungsmediator lässt es die Blutgefäße sich erweitern, so dass der Blutdruck für einen kurzen Moment absinkt. Durch die Erweiterung kommt es zu Ödemen in der Haut und Schleimhäuten. Typische Veränderungen der Haut durch Histamin sind Schwellungen (Blasen, Quaddeln), Rötungen und Juckreiz.

Als Neurotransmitter kann es die Ausschüttung von Adrenalin im Nebennierenmark provozieren. Man geht davon aus, dass Histamin mit anderen Neurotransmittern in Konkurrenz um Rezeptor-Andockstellen steht. Des Weiteren hat es einen Einfluss auf den Schlaf-Wach-Rhythmus.

❓ Welche Symptome kann ein Ungleichgewicht an Histamin im Körper verursachen?

Das Thema Histamin steht mit der KPU/HPU in enger Verbindung. Oftmals kommt es aufgrund von Zink-, B6- und Manganmängel zu einem Überschuss an Histamin, z.B. im Darm oder auch im zentralen Nervensystem.

Steigt der Histamingehalt im Verdauungstrakt, vornehmlich im Darm an, sprechen wir auch von einer enteralen Histaminose.

Symptome, die durch einen hohen Histamingehalt im Magen-Darm-Trakt verursacht werden, können folgende sein:
- Verstopfung
- Durchfälle
- breiige Stühle
- Sodbrennen
- Magenschmerzen
- Darmschmerzen
- Roemheld-Syndrom
- Mastozytose
- Blähungen

Steigt hingegen der Histamingehalt im zentralen Nervensystem über das physiologische Maß an, so sprechen wir seit Dr. Carl Pfeiffer auch von einer Histadelie. Dann kann es zu einer Verdrängung der Glückshormone Serotonin oder Dopamin kommen. Typische Symptome können sein:
- Unruhe
- Anspannung
- Ängste
- Panik
- Depressionen
- Schlafstörungen

Daneben kann der Körper aber auch an einem Mangel an Histamin leiden. Man nennt diese Erscheinung Histapenie. Wir haben ein Enzym namens Diaminoxidase (DAO), welches Vitamin B6 braucht, um aktiviert zu werden. Die DAO reguliert den Histaminspiegel im Körper. Viele Betroffene mit KPU/HPU weisen einen Mangel von Vitamin B6 auf, so dass sie die DAO nicht ausreichend aktivieren können. Viele reagieren deshalb mit Symptomen, sobald sie histaminhaltige Nahrungsmittel zu sich nehmen.

 Wie kann ein HWS-Trauma eine KPU/HPU auslösen?

Den Forschungen des Umweltmediziners Dr. Bodo Kuklinski ist es zu verdanken, dass wir heute wissen, dass eine Verletzung im Bereich der Halswirbelsäule – z.B. durch Sport, Auffahrunfall oder Überstreckung während einer OP

– nicht nur ein orthopädisches Problem darstellen, sondern auch Auswirkungen auf die Mitochondrien haben können.

Entlang der Halswirbelsäule verlaufen viele Nervenbahnen sowie Rezeptoren, die bei einer Dauerreizung – z.B. durch eine Fehlstellung eines Wirbels – die NO-Gasproduktion im Körper anregen können. Ist dieser Einfluss dauerhaft, dann kann das zu nitrosativen Stress und einer Mitochondrienstörung führen. Diese Belastung könnte so in einer KPU/HPU enden.

Führt jede Mitochondrienstörung immer zu einer KPU/HPU?

Mitochondrien können durch verschiedene Einflüsse gestört oder auch zerstört werden. Die wichtigsten Störfaktoren sind
- toxische Metalle, wie Blei, Aluminium, Quecksilber, Arsen
- diverse Medikamente, wie z.B. Antibiotika, Statine (Cholesterinsenker)
- chronische Entzündungen
- sonstige Umweltgifte
- Nährstoffmangel, vor allem Q10-Mangel, B-Vitamin-Mangel, Magnesiummangel
- und weitere

Die Mitochondrien lassen sich in verschiedene Funktionsbereiche unterteilen, z.B. führt ein Q10-Mangel zu einer Störung der Atmungskette. Dies muss noch keine KPU/HPU nach sich ziehen. Erst wenn der Bereich der inneren Mitochondrienmembran beeinträchtigt ist, in der auch die Häm-Synthese stattfindet, kann dies eine KPU/HPU zur Folge haben.

Warum steht die KPU/HPU so häufig mit einer Hashimoto-Thyreoiditis (chronische Entzündung der Schilddrüse) in Korrelation?

Die Ursachen für eine Hashimoto-Thyreoiditis sind auch heutzutage noch nicht vollständig geklärt. Es werden als Möglichkeiten Glutenunverträglichkeit, toxische Metalle, Jodmangel, Infektion, Selenmangel und genetische Faktoren diskutiert.

Während des Verlaufs einer KPU/HPU kann das Enzym Thyreoperoxidase, welches ebenfalls hämhaltig ist, zerstört werden. Die Vermutung liegt nahe, dass dieses Enzym auch einen nicht physiologischen Bauplan enthält. In der Folge geht es zugrunde und der Körper bildet gegen dieses Enzym Antikörper. Die Entzündung richtet sich gegen das Enzym, weil der Körper das fehlerhafte Enzym nicht einsetzen kann. Also versucht der Organismus es zu eliminieren.

Warum kann bei einer KPU/HPU auch eine Unterfunktion der Schilddrüse auftreten?

Die Unterfunktion der Schilddrüse betrifft viele Menschen. Sie wird häufig durch die Gabe von Jod und oder einem künstlichen oder bioidentischem Schilddrüsenhormon, z.B. L-Thyroxin behandelt.

Bei Betroffenen mit einer KPU/HPU liegt häufig nitrosativer Stress vor, der nicht nur ursächlich für die erworbene Stoffwechselstörung sein kann, sondern zudem noch die Grundbausubstanz für die Bildung von Schilddrüsenhormone, das L-Tyrosin (die Aminosäure) zerstören kann. Ohne diese kann der Körper kein Schilddrüsenhormon herstellen. Es kann zu einer Unterfunktion der Schilddrüse kommen, mit einer Verlangsamung des gesamten Stoffwechsels. Diese Situation kann die typischen Symptome, wie Haarausfall, Gewichtszunahme, Kälteempfindlichkeit, rauhe trockene Haut, Müdigkeit und Verstopfung, mit sich bringen.

Warum ist die Nebenniere mit ihren Katecholaminen* bei einer KPU/HPU beteiligt?

Katecholamine sind körpereigene Botenstoffe, die oft auch als Stresshormone bezeichnet werden. Katecholamine haben allgemein eine anregende Wirkung. Sie sind zwar durchgehend aktiv, werden aber in Stresssituationen vermehrt ausgeschüttet. Katecholamine werden auch Sympathomimetika genannt. Bei Betroffenen mit KPU/HPU kann es zu einer dauerhaften Ausschöpfung dieser Hormone kommen, so dass die Reserven bald aufgebraucht sind. Man spricht dann von einer Erschöpfung der Nebennieren. Die Ursache hierfür liegt zum einen in einem Mangel an

Vitamin B6, welches für den Aufbau der Katecholamine notwendig ist, zum anderen in einer Zerstörung der wichtigen Aminosäure L-Tyrosin durch Nitrosativen Stress. L-Tyrosin wird benötigt, um sowohl die Katecholamine als auch die Schilddrüsenhormone zu bilden.

Eine Nebennierenerschöpfung ist ein weiterer Grund, warum sich Menschen mit KPU/HPU häufig so müde und erschöpft fühlen. Denn neben dem Energiemangel, der sich durch die Einschränkung der Mitochondrienfunktion ergibt, kommt es noch zu einem Mangel an Noradrenalin, Adrenalin und Dopamin, was sich zusätzlich in Antriebslosigkeit und leichter Erschöpfbarkeit zeigen kann.

? Warum kann es häufig zu Depressionen, Angststörungen und Schlafstörungen bei einer KPU/HPU kommen?

Es ist heutzutage bekannt, dass ein Mangel von unserem wichtigen Glückshormon – dem Serotonin – zu Depressionen, Angststörungen und Schlafstörungen führen kann. Der Körper baut aus Serotonin auch das Schlafhormon Melatonin, welches u.a. unseren Tag-Nacht-Rhythmus steuert. Bei Betroffenen mit einer KPU/HPU ist das Vitamin B6 häufig im Mangel, welches nicht fehlen darf, um aus der Aminosäure L-Tryptophan Serotonin und Melatonin auf- bzw. umzubauen.

Nitronativer Stress kann die Umwandlung von L-Tryptophan zu Serotonin noch zusätzlich blockieren. Die Folgen daraus können mitunter für den Betroffenen dramatisch sein. Es kann zu Erschöpfung, Depressionen, Burnout, Süchten, Essstörungen und Schlafstörungen kommen.

Labor

 Muss ich den KPU oder HPU-Test wiederholen, wenn er einmal positiv war?

Grundsätzlich kann eine KPU oder HPU nur dann ausheilen, wenn es sich um eine sekundäre Form handelt, das heißt wenn sie durch eine Schädigung der Mitochondrien erworben wurde. Wird die mitochondriale Dysfunktion durch eine entsprechende Therapie behoben, kann die KPU/HPU auch wieder verschwinden. Der KPU/HPU-Test würde mit einem negativem Ergebnis zurück kommen.

In vielen Fällen liegt allerdings eine genetische bzw. primäre KPU/HPU vor. Bei einem zweiten Test wäre der KPU-Wert im Urin zwar immer noch höher als die Norm, aber im Vergleich zum ersten Testergebnis sicher nach unten gesunken. Viele Betroffenen berichten eine deutliche Besserung der Symptomatik aufgrund des 4-E-Programms.

 Testet jedes Labor auf KPU und HPU?

Nein, nicht jedes Labor testet auf KPU/HPU. In Deutschland gibt es dennoch mittlerweile eine große Auswahl. Im Folgenden finden Sie die uns bekannten:
- Diagnostik Biovis (Limburg)
- Ganz Immun (Mainz)
- Labor Südwest (Ettlingen)
- Sension (Augsburg)

Des Weiteren gibt es noch Angebote von gewissen Internet-Anbietern. Wir empfehlen allerdings den Test gemeinsam mit einem versierten Therapeuten durchzuführen, da nur er Sie bei Fragen wie der weiterführenden Behandlung, Testergebnisse im Graubereich etc. fachmännisch beraten kann.

 Was wird bei einem KPU/HPU Test gemessen?

Bei einem KPU/HPU-Test werden einzelne Monopyrrole gemessen, die im gesammelten Morgenurin oder im 24-Stunden-Urin vorhanden sind. Pyrrole können sich an Vitalstoffe haften und so für Mangelerscheinungen im Organismus sorgen.

Pyrrole entstehen nach heutigem Stand der Wissenschaft durch eine fehlerhafte Synthese bzw. beim Abbau von Häm, einem wichtigen Molekül im menschlichen Körper.

 Welche Monopyrrol-Arten sind heutzutage bekannt?

Benannt wurden bis heute 3 Monopyrrole. Daneben gibt es sicher noch weitere, die aber in ihrer Anzahl bei Messung zu gering waren, um ihnen eine Bedeutung beizumessen.
Monopyrrol-Arten:
- Kryptopyrrole (2,3-Dimethyl-4-Ethylpyrrol)
- Phyllopyrrole (4-Ethyl-2,3,5-Trimethylpyrrol)
- Hämopyrrole (5-Hydroxy-Hämopyrrolaktam)

 Kann man einzelne Monopyrrol-Arten isoliert messen?

Nein, das ist auch heutzutage noch nicht möglich. Es werden bei modernen Testungen wie sie in Laboren von Biovis oder Sension durchgeführt werden, immer alle Monopyrrole erfasst. Die Gesamtpyrrolauscheidung bestimmt den Grad der Stoffwechselstörung KPU/HPU. Die Monopyrole unterscheiden sich nur geringfügig in ihrem Aussehen, in ihre Handlungen bzw. Auswirkungen auf den Körper machen sie alle das Gleiche.

? Wie kann ich meinen Histaminspiegel im Körper messen?

Das Gewebshormon Histamin spielt für jedes Organ eine wichtige Rolle. Seit einiger Zeit ist bekannt, dass Histamin nicht nur bei der Immunabwehr von Bedeutung ist, sondern auch als Neurotransmitter im Zentralen Nervensystem seine Funktion findet.

Um sich einen Überblick über den persönlichen Histaminstatus Ihres Körpers zu verschaffen, können folgende Untersuchungen angewendet werden.

- DAO-Messung bzw. DAO-Aktivitätsmessung: Das Enzym Diaminoxidase baut Histamin ausserhalb der Zellen ab (z.B. im Darm).
- Methyl-Histamin im Urin: Dieser Wert erlaubt Rückschlüsse auf einen möglichen Histaminüberschuss im Körper.
- Histamin im Stuhl: Dieser Wert wird aus einer Stuhlprobe gewonnen und gibt Hinweise über eine erhöhte Histaminproduktion im Darm, z.B. durch Entzündungen oder histaminbildende Bakterien.

Wichtig: Zur Zeit lässt sich der Histamingehalt im Zentralen Nervensystem bzw. Gehirn in der ambulanten Praxis noch nicht messen.

Bei KPU/HPU ist das Gleichgewicht zwischen histaminaufbauenden- und histaminabbauenden Kräften häufig gestört. So können Betroffene von zwei Problemen berührt sein. Zum einen können sie das Histamin nicht abbauen, welches über die Nahrung zugeführt wird und zum anderen vertragen sie keine histaminhaltige Lebensmittel, weil die entsprechenden Enzyme fehlen. Die Ursache liegt vor allem in einem Mangel an den Vitalstoffen von Vitamin B6, Zink und Mangan, die wichtige Funktionen als Co-Faktoren für den Abbau von Histamin im Körper übernehmen.

Wie kann ich meine Stresshormone bzw. Katecholamine messen?

Als Stresshormone werden üblicherweise die Hormone bzw. Neurotransmitter der Nebenniere bezeichnet.

Die Nebenniere produziert in ihrer Rinde das Kortisol und in ihrem Mark die sogenannten Katecholamine Adrenalin, Dopamin und Noradrenalin.

Bei einer KPU/HPU findet häufig eine Störung der Katecholaminsynthese statt, mitunter auch eine Abweichung des Kortisolspiegels. Das äußert sich bei Betroffenen häufig durch Symptome wie ständige Müdigkeit oder schneller Erschöpfung.

So wie die Stresshormone ihren Produktionsort an verschiedenen Stellen haben, so verschieden sind auch ihre Testmöglichkeiten. Während sich die Katecholamine gut im 2. Morgenurin bestimmen lassen, wird der Kortisolwert am besten im Speichel bestimmt. Es empfiehlt sich über den Tag verteilt insgesamt 3 Speichelproben zu sammeln. So kann man den Kortisoltagesverlauf besser beurteilen.

Die Werte können Aufschluss über eine Nebennierenschwäche oder einen Kortisolüberschuss geben.

Ernährung

 **Was beinhaltet der Punkt „Ergänzung"
bei dem 4-E-Konzept?**

In der heutigen Zeit steht uns eine verwirrend große Vielfalt an Nahrungsmitteln ständig zur Verfügung. Viele Menschen haben dennoch oder gerade deswegen das Gefühl für eine ausgewogene Ernährung verloren. Das Wissen um den Vitalstoffgehalt von Lebensmitteln ist kaum noch vorhanden, ebenso das Wissen, wie eine vollwertige Ernährung zusammengesetzt sein muss. Ernährung hat sich zu einer Nebensache entwickelt. Ein Indikator für diese Entwicklung ist mit Sicherheit der Faktor Zeit. Kaum einer findet noch die entsprechende Zeit, sein Essen selbst zuzubereiten. Lieber greift man zu einem Fertiggericht und macht es in ein oder zwei Minuten essbereit in der Mikrowelle. So drehen wir uns im Kreis, die Regale im Supermarkt werden immer voller und der Mensch ist trotz dieser Fülle immer schlechter versorgt. Das Dilemma mit der Ernährung betrifft nicht nur Menschen mit KPU/HPU, diese betrifft es aber besonders, da gerade sie auf eine ausgewogene Ernährung stärker achten müssen.

Wir raten KPU/HPU-Patienten zu einer biologischen, schadstoffarmen, allergiearmen, histaminarmen Ernährung, die den erhöhten Nährstoffbedarf an Zink, Mangan, Vitamin B6 und Chrom III berücksichtigt. Anhand von Laboranalysen lässt sich der individuelle Bedarf, der z.T. auch von der Lebensweise (z.B. Sport, Arbeitsplatz, Stresslevel) und möglicher Medikamenteneinnahme abhängig ist, gut ermitteln und dann individuell zusammensetzen.

Auffallend häufig werden glutenhaltige Getreideprodukte nicht vertragen. Wir vermuten, dass dies mit dem jahrelangen Zinkmangel zusammen hängen könnte.

Im allgemeinen profitieren KPU/HPU-Patienten von einer mäßig kohlenhydratreduzierten Kost ohne Gluten mit einem hohen Anteil guter Fettsäuren, mit viel saisonalem Gemüse und mindestens 3-mal wöchentlich Tiefseefisch, sowie Fleisch vom Weidevieh.

 Welche Nahrungsmittel sollte ich verstärkt in meine tägliche Ernährung integrieren?

Da Betroffene mit KPU/HPU häufig Zink, Vitamin B6, Mangan und Chrom verlieren, ist es ratsam, darauf zu achten in welchen Lebensmitteln diese Stoffe erhöht enthalten sind. Eine gezielte Ernährung bzw. Integration bestimmter Lebensmittel kann unterstützend wirken, reicht aber als alleinige Therapie oft nicht aus. Hier für Sie eine kleine Auswahl:

Reich an Zink:
- Austern
- Innereien
- Käse
- Sojamehl

Reich an Vitamin B6:
- Sojabohnen
- Lachs
- Sardine
- Walnüsse
- Linsen
- Vollkorn(produkte),
- Maronen
- Rinderfilet
- Avocado
- Hirse

Reich an Mangan:
- Innereien
- Getreide
- Haselnüsse
- Haferflocken

Reich an Chrom:
- Fleisch
- Bierhefe
- Käse
- Miesmuscheln
- Tomaten
- Birnen

- Austern
- Datteln

❓ Welche Nahrungsmittel sollte ich eher meiden?

Viele Menschen mit KPU/HPU haben entweder zu viel oder zu wenig Histamin im Körper. Beide Zustände sorgen für Symptome im kompletten Organismus. Um den Körper zu schonen, sollte man histaminreiche Nahrungsmittel eher sparsam verzehren.

Nahrungsmittel mit einem hohen Histamin Anteil sind:
- eingelegte/konservierte Nahrungsmittel, z.B. Dosenfisch
- Ketchup
- geräuchertes Fleisch oder Fisch
- Alkohol, insbesondere Rotwein, Sekt
- alter gereifter Käse
- Kakao
- Sauerkraut
- Essig
- Energy Drinks
- Softdrinks

❓ Warum sollte ich eher keine glutenhaltigen Nahrungsmittel zu mir nehmen?

Dr. Pfeiffer war das Phänomen bereits bekannt, dass Menschen häufig mit einer Unverträglichkeit auf bestimmte Nahrungsmittel reagieren können. Die häufigsten Allergene sind Kuhmilch(produkte), Hühnerei sowie glutenhaltige Getreidesorten. Aufgrund von Laboruntersuchungen wissen wir, dass Menschen mit KPU/HPU besonders empfindlich auf diese Nahrungsmittel reagieren können. Dies kann sich in unspezifischen Magen-Darm-Symptomen, wie Blähungen, Stuhlunregelmäßigkeiten oder Magenschmerzen, aber auch in Kopf- und Gliederschmerzen äußern.

Daher empfehlen wir, generell auf glutenhaltige Nahrungsmittel, Kuhmilch(produkte) sowie auf Hühnereier zu verzichten und diese durch andere Nahrungsmittel zu ersetzen. Durch den Verzicht auf diese Lebensmittel erfahren viele Patienten bereits eine Besserung ihrer Symptomatik.

Folgende Getreidesorten enthalten Gluten:
- Weizen
- Roggen
- Dinkel
- Hafer
- Gerste
- Kamut

 Welche Mehlsorten sind für mich geeignet?

In manchen Ländern, wie z.B. Japan, ist Brot zu Mahlzeiten völlig unbekannt. Die Statistiken zeigen, dass diese Esskultur mit weniger Magen-Darm-Problemen einhergeht. Wer allerdings nicht auf Brot und Mehlerzeugnisse verzichten möchte, kann auf gute Alternativen zurückgreifen.

Wir raten dazu das klassische Mehl durch folgende Mehle zu ersetzen:
- Mais
- Reis
- Hirse
- Amaranth
- Quinoa

Unsere Empfehlung der glutenreduzierten Ernährung bezieht sich neben herkömmlichen Backwaren (Brot, Brötchen, Kuchen) auch auf Nudeln und andere Mehlerzeugnisse.

 Warum ist gerade Zink so wichtig für mich?

Zink ist eines von vielen Spurenelementen, das dem Körper täglich über die Nahrung zugeführt werden muss. Zink zählt man zu der Gruppe der Schwermetalle. Nach Eisen ist es das zweithäufigste Spurenelement in unserem Organismus. Jede Körperzelle benötigt Zink. Ohne Zink können die Körperzellen nicht existieren. Es ist wichtig für über 300 bekannte Stoffwechselprozesse. Bei Zinkmangel treten daher zwangsläufig Störungen und Krankheiten auf.

Typische Krankheiten oder Symptome bei Zinkmangel sind:
- Haarausfall
- Müdigkeit
- Wundheilungsstörungen
- Konzentrationsstörungen
- Störungen im Zuckerhaushalt (Diabetes Typ II)
- Störungen im Nagelwachstum
- Infektanfälligkeit
- Depressionen
- Unfruchtbarkeit

Die Vielfalt und Vielzahl der Mangelerscheinungen zeigt, dass Zink an sehr vielen Stellen im Körper wirkt, u.a. an der Haut, Schleimhaut, am Immunsystem, am Knochenstoffwechsel und an den Gehirnzellen.

Bei Menschen mit KPU/HPU ist der Bedarf höher als bei anderen Menschen, da durch die Pyrrolausscheidung kontinuierlich mehr Zink ausgeschieden wird. Dieser Verlust sollte daher ausgeglichen werden. Da Zink nicht vom Körper selbst hergestellt werden kann, muss der Körper über die Ernährung mit Zink versorgt werden.

Wichtige Zinkquellen sind
- Fleisch
- Fisch
- Meeresfrüchte
- Innereien

Menschen, die sich vegetarisch oder vegan ernähren, haben häufig eine nicht ausreichende Versorgung mit diesem wichtigen Spurenelement.

Wir empfehlen grundsätzlich, dass der Bedarf des Körpers über eine optimale, auf die individuellen Bedürfnisse des Patienten ausgerichtete Ernährung gedeckt werden sollte. Bei schweren Zinkmängeln reicht häufig das Angebot über die Nahrung nicht aus. Dann sollte durch entsprechende Arzneien oder Nahrungsergänzungen bzw. durch Infusionen ein Ausgleich hergestellt werden.

Die D-A-CH-Zufuhrempfehlung für die tägliche Zufuhr von Zink lautet: 7 – 10 mg/Tag für Jugendliche und Erwachsene (Anmerkung der Autoren: Diese Empfehlung sehen viele Experten als zu gering an).

Warum ist Mangan so wichtig für mich?

Mangan ist ein notwendiger Co-Faktor von mehr als 60 Enzymen und deren weitere Prozesse. Es spielt eine wichtige Rolle auch bei der Energiegewinnung der Zelle.

Bei Menschen mit KPU/HPU ist der Bedarf höher als bei üblichen Menschen, da durch die Pyrrolausscheidung kontinuierlich mehr verbraucht bzw. ausgeschieden wird.

Gute Mangan-Nahrungsquellen sind:
- Nüsse
- Tee
- Hülsenfrüchte

Mangan zählt man ebenso wie Zink zu der Gruppe der Schwermetalle. Es wird hauptsächlich über den Dünndarm aufgenommen. Man sollte daher darauf achten, wenig verarbeitete, raffinierte Getreideprodukte zu sich zu nehmen. Diese sind meist sehr manganarm. Hohe Gaben von Calcium, Eisen und Schwermetallbelastung können ebenfalls die Aufnahme von Mangan blockieren.

Seine Hauptaufgaben findet das Mangan in der Blutgerinnung, Entgiftung freier Radikale, Kohlenhydrat- und Fettstoffwechsel, Osteosynthese (Knochenaufbau-Regeneration), Spermatogenese und der Entwicklung des Gehirns.

Typische Manganmangelerkrankungen sind
- Osteoporose
- Arthrose
- Müdigkeit und Erschöpfung
- Diabetes mellitus II („Altersdiabetes")
- Unfruchtbarkeit des Mannes

Interessant ist die Zusammenwirkung mit Magnesium: Ist der Körper an Magnesium verarmt, dann nimmt er sich Mangan, um Energie zu gewinnen.

Das erklärt, warum Manganmangel so schrecklich müde machen kann. Bei Manganmangel muss auch immer noch der Magnesiumhaushalt beachtet werden.

Die D-A-CH-Zufuhrempfehlung für Mangan: 2 – 5 mg/Tag für Jugendliche und Erwachsene (Anmerkung der Autoren: Diese Empfehlung sehen viele Experten als zu gering an).

Warum ist Chrom III so wichtig für mich?

Chrom (III) zählt man in der Ernährungslehre zu der Gruppe der essenziellen Spurenelemente. Es wird häufig mit dem toxischen Chrom VI (Chromat) verwechselt. Hier geht es aber um das für den Körper lebensnotwendige Spurenelement.

Seine wohl wichtigste Funktion liegt an seiner Beteiligung am Zuckerstoffwechsel bzw. der Aktivierung des Hormons Insulin.

Es gibt Wissenschaftler, die davon ausgehen, dass sich ein Diabetes Typ 2 durch eine dauerhafte Unterversorgung mit Chrom entwickeln kann. Chrommangel führt häufig zu einer Schwierigkeit, den Zuckerhaushalt in Balance zu halten.

Menschen mit Chrommangel sagen oft, dass sie zu Unterzuckerungssymptomen neigen, die sehr unangenehm sein können:
- Kaltschweissigkeit
- Aggression
- Zittern
- Heißhunger
- Kopfschmerzen

Betroffene mit einer KPU/HPU weisen häufig in Blutuntersuchungen einen Mangel an Chrom auf. Der exakte Zusammenhang ist auch bis heute noch nicht geklärt, man vermutet allerdings, das sich Chrom wie andere Vitalstoffe an Pyrrole haftet und dann über den Urin ausgeschieden wird.

Chrom III ist in raffinierten Nahrungsmitteln kaum enthalten. Gute Chromquellen sind Innereien, Nüsse und Hülsenfrüchte. Eine stark kohlenhydrathaltige Ernährung mit vielen Süßigkeiten, Brot und Nudeln führt zu einem starken Verbrauch der Chromreserven.

Interessanterweise hat brauner Zucker (Melasse) einen guten Chromanteil und sollte in der Küche gegen den raffinierten weissen Zucker ausgetauscht werden.

Die D-A-CH-Zufuhrempfehlung für Chrom (III): 30 – 100 Mikrogramm/Tag für Jugendliche und Erwachsene (Anmerkung der Autoren: Diese Empfehlung sehen viele Experten als zu gering an).

Warum ist Vitamin B6 so wichtig für mich?

Vitamin B6 ist eine übergeordnete Bezeichnung für eine Gruppe hochwirksamer Substanzen. Im Fachjargon nennt man es Pyridoxin. Vitamin B6 zählt man zu den wasserlöslichen Vitaminen. Wasserlöslich heißt, der Körper nimmt sich nur das, was er braucht, den Rest bzw. Überschuss scheidet er über den Urin wieder aus.

Vitamin B6 spielt als Bestandteil vieler Enzymsysteme eine wichtige Rolle für den Stoffwechsel, vor allem für den Proteinstoffwechsel.

Die Hauptwirkungen von Vitamin B6 sind die Hormonsynthese sowie die Entgiftung der Leber. Das Vitamin B6 steht zudem in enger Verbindung mit einem Enzym namens Diaminoxidase. Dieses hat einen großen Einfluss auf den Histamingehalt in unserem Körper. Histamin ist ein Gewebshormon und wird bei Entzündungen vermehrt ausgeschüttet. Die Diamonoxidase (DAO) benötigt das Vitamin B6, damit sie aktiviert wird. Die meisten Menschen mit KPU/HPU haben einen Mangel an Vitamin B6 und damit verbunden oft auch Probleme mit einem Histaminüberschuss im Körper, der zu den verschiedensten Symptomen führen kann.

Vitamin B6-Mangel kann sich wie folgt zeigen:
- Histaminose
- Depressionen/Ängste (Serotoninmangel)
- Erschöpfung
- Konzentrationsstörungen
- Gedächtnisstörungen, vor allem des Kurzzeitgedächtnisses
- Blutarmut (B6-Mangel-Anämie)
- Homocysteinerhöhung (erhöhte Gefahr von Arteriosklerose)
- Antriebslosigkeit (Adenalinmangel)
- Zyklusstörungen (Östrogenmangel)
- Fehlgeburten (Progesteronmangel)
- Prämenstruelles Syndrom PMS (Progesteronmangel)
- Medikamentenunverträglichkeit
- Schlafstörungen (Melatoninmangel)

Vitamin B6 ist zwar in fast allen Nahrungsmitteln in geringen Mengen enthalten, allerdings ist der Bedarf im Körper sehr hoch. Er steigt immens an durch Stressbelastungen, da dann auch der Verbrauch an Stresshormonen steigt. Je mehr Stress wir haben, desto mehr Vitamin B6 verbrauchen wir.

Viele Medikamente, z.B. die Antibaby-Pille, führen zu einem erhöhten Verbrauch an Vitamin B6.

Viele KPU/HPU-Patienten erfahren schon durch die Anhebung ihrer Vitamin B6-Spiegel eine deutliche Besserung.

Wichtig: Die Laboruntersuchungen für Vitamine sind nicht nur teuer, sondern oft auch ungenau, da sich Vitamine sehr schnell zersetzen und einige Stunden oder Tage nach der Blutabnahme keine wirkliche Aussage mehr zulässig ist.

Dr. Carl Pfeiffer, einer der großen Erforscher der KPU, hat daher als Indikator eines zu geringen Vitamin B6-Spiegels immer die Traumerinnerung genommen. Er fragte seine Patienten regelmässig, ob sie sich an ihre Träume direkt nach dem Aufwachen erinnerten. Wurde dies verneint, so schloss er daraus auf einen Vitamin B6-Mangel. Die Traumerinnerung ist ein wichtiger Aspekt des Kurzzeitgedächtnisses.

D-A-CH-Zufuhrempfehlung für Vitamin B6: 1,2 – 1,6 mg/Tag für Jugendliche und Erwachsene, 1,9 mg/Tag für Schwangere (Anmerkung der Autoren: Diese Empfehlung sehen viele Experten als zu gering an).

❓ Warum ist Vitamin D wichtig für mich?

Vitamin D-Mangel ist leider allgegenwärtig. Er betrifft jeden. Nachdem die neuen, bahnbrechenden Erkenntnisse um die Bedeutung von Vitamin D jahrelang in den Elfenbeintürmen der Wissenschaftler vor sich hin schlummerten, gab es in den letzten 3 Jahren einen regelrechten Hype um dieses Supervitamin. Wurde es bislang nur mit dem Knochenstoffwechsel in Verbindung gebracht, so ist jetzt klar, dass seine Aufgaben weit darüber hinaus gehen.

Vitamin D ist eigentlich kein Vitamin, sondern eher ein Hormon. Es hat eine wichtige Kontrollfunktion bei der DNA, unseren Genen. Unsere Haut hat die Fähigkeit, mithilfe der UV-B-Strahlen der Sonne Vitamin D zu synthetisieren. Dazu muss die nackte Haut der Sonne nur regelmäßig ausgesetzt werden. Sonnenschutzmittel verhindern allerdings die Bildung von Vitamin D in der Haut.

In den Wintermonaten ist die Sonneneinstrahlung hierzulande zu gering, als dass wir auch bei häufigen Aufenthalten an der frischen Luft genug Vitamin D bilden könnten. Wir müssen uns im Sommer sehr viel mit nackter Haut in der Sonne aufhalten, um unseren Vitamin D-Speicher in der Leber aufzuladen. Leider ist dies nicht in jedem Gebiet möglich, da das Wetter oft nicht mitspielt bzw. unser Leben sich auch in den sonnenreichen Jahreszeiten überwiegend in Innenräumen abspielt. So ist es auch in unseren Breitengraden im Hochsommer nicht ungewöhnlich, bei Patienten ausgeprägte Vitamin D-Mängel im Blut zu finden.

Die Aufgaben von Vitamin D sind sehr vielfältig. So sorgt es u.a. für gesunde Knochen und Zähne, da es die Aufnahme von Kalzium aus der Nahrung an den Darmschleimhautzellen fördert und dadurch die Menge des im Körper gespeicherten Kalziums erhöht. Vitamin D hat auch einen positiven Effekt auf das Immunsystem, indem es die Aktivierung der weißen Blutkörperchen bei einer Infektion unterstützt. Auf die Muskulatur hat es ebenfalls einen Einfluss, indem es den Muskelzellwachstum stimuliert.

Vitamin D-Mangel kann folgende Krankheiten (mit-)verursachen:
- Osteoporose
- Arthrose
- bestimmte Krebserkrankungen, wie Brust- und Darmkrebs
- Müdigkeit
- Muskelschmerzen

Zur Bildung des Speicherwertes von Vitamin D, dem 25-Hydroxy-Colecalciferol, sind die hämhaltigen Cytochrome P450 notwendig. Wir vermuten, dass die mit der KPU/HPU verbundenen Häm-Synthesestörung auch Einfluss auf die Vitamin D3-Speicherung in der Leber haben könnte.

Bei Messungen des Vitamin D-Spiegels unserer Patienten mit KPU/HPU ist uns aufgefallen, dass diese im Vergleich zu der übrigen Bevölkerung oftmals noch niedrigere Spiegel aufweisen. Zudem scheint es so zu sein (dies zeigt auch unsere Erfahrung), dass Menschen mit KPU/HPU einen höheren Bedarf an Vitamin D haben als andere Menschen und daher mehr Vitamin D zuführen müssen, um denselben Speicherwert zu erhalten.

Für KPU/HPU-Patienten ist es daher besonders wichtig, ihren Vitamin D-Spiegel genau zu kennen und ihn zu optimieren.

Neben der Bildung von Vitamin D durch Sonneneinstrahlung lässt sich Vitamin D auch über die Nahrung (in sehr geringem Umfang) und mittels Nahrungsergänzungsmittel sowie Arzneimittel zuführen.

D-A-CH-Zufuhrempfehlung für Vitamin D: 20 Mikrogramm/Tag bzw. 800 I.E. für Jugendliche und Erwachsene (Anmerkung der Autoren: Diese Empfehlung sehen viele Experten als deutlich zu gering an).

? Warum ist Jod so wichtig für mich?

Jodmangel ist fast genauso weit verbreitet wie Vitamin D-Mangel. Noch spricht man nicht darüber. Aber gerade Patienten mit KPU-HPU haben auch häufig eine Störung der Schilddrüse und daher möchten wir an dieser Stelle das Jod etwas näher beleuchten. Jod ist ein nichtmetallisches, essentielles Spurenelement und gehört zur Gruppe der Halogene. Es wurde bereits 1812 aus Meerestang gewonnen, allerdings dauerte es rund ein Jahrhundert, bis man über Jodvorkommen in der Schilddrüse berichtete. Die Jodtherapie wurde etwa zur gleichen Zeit begründet, als man entdeckte, dass erkrankte Schilddrüsen häufig jodarm bzw. völlig jodfrei waren.

Deutschland gehört zu den Jodmangelgebieten. Jod wurde in der Eiszeit mit dem Schmelzwasser der Gletscher aus den Böden ausgewaschsen und ins Meer gespült. Der Jodgehalt in pflanzlichen und tierischen Lebensmitteln hängt weitestgehend vom Bodengehalt der Anbaugebiete ab.

Jodhaltige Nahrungsmittel sind
- Meeresfrüchte
- Algen/Seetang
- Salzwasserfische

Jod hat viele wichtige Funktionen im Körper, so ist es ein wichtiger Baustein für die Bildung von Schilddrüsenhormone. Es wird aus der Nahrung zu rund 80% in die Schilddrüse aufgenommen und dort in die Hormone T3 (Trijodthyronin) und T4 (Thyroxin) eingebaut. Diese Hormone sind daran beteiligt, den Stoffwechsel von Eiweißen, Kohlenhydraten und Fetten, sowie die Regulation der Körpertemperatur zu steuern bzw. zu regulieren. Sie beeinflussen weiter die körperliche und geistige Entwicklung, das Wachstum, die Leistungsfähigkeit und Psyche.

Jod hat aber ebenfalls eine wichtige Funktion bei der Gesunderhaltung der weiblichen Brust, der Eierstöcke und der Prostata. Es spielt auch eine große Rolle bei der Entgiftung von Schwermetallen wie Quecksilber.

Wir empfehlen bei KPU/HPU gerade aufgrund der eingeschränkten Entgiftungsfähigkeit einen Jodtest im Urin (z.B. 24-Urin-Test oder Jodtest nach Dr. Brownstein/Abraham) durchzuführen, falls eine Erkrankung der Schilddrüse vorliegt. Die Behandlung eines Jodmangels gehört unbedingt in die Hand eines sachkundigen Therapeuten. Jodmangel muss behandelt werden und wird häufig übersehen.

Wichtig: Wenn Sie an einer Hashimoto-Thyreoiditis (chronische Entzündung der Schilddrüse) erkrankt sind, benötigen Sie auch Jod, allerdings kann es sein, dass Jod Ihre Beschwerden an der Schilddrüse (zunächst) verschlechtern. Bitte lassen Sie sich von einem sachkundigen Therapeuten beraten.

D-A-CH-Zufuhrempfehlung für Jod: 200 Mikrogramm für Jugendliche und Erwachsene, 230 Mikrogramm für Schwangere und 260 Mikrogramm für Stillende (Anmerkung der Autoren: Diese Empfehlung sehen viele Experten als zu gering an).

Mir geht es nicht besser, obwohl ich Zink, Vitamin B6 und Mangan einnehme. Woran kann das liegen?

Die Aufspaltung der zugeführten Stoffe beginnt bereits im Mund und geht weiter zum Magen. Im Dünndarm werden dann die meisten Substanzen aufgenommen und zu den Zellen transportiert. Viele Menschen mit KPU/HPU haben Magen-Darm-Probleme, so dass eine richtige Aufnahme bzw. Resorption nicht stattfinden kann.

Wir empfehlen daher, den Darm entsprechend in die Therapie mit einzubauen. Dafür gibt es unterschiedliche Mittel, die man einsetzen kann, z.B. Darmspülungen oder mikrobiotische Nahrungsergänzungsmittel.

❓ Bei mir wurde eine Laktoseintoleranz festgestellt, wie ist der Zusammenhang mit einer KPU/HPU?

Laktose steht in enger Verbindung zu Histamin. Dieses hat einen weitreichenden Einfluss auf den gesamten Organismus. Viele Betroffene mit KPU/HPU haben ein Problem mit ihren Histaminspiegel. Das kann die Darmschleimhaut schädigen, was zu verschiedenen Unverträglichkeiten z.B. Laktoseintoleranz führen kann. Eine gezielte Nahrungsmittelwahl und Darmtherapie schafft oft schnell Abhilfe der Beschwerden.

❓ Ich bin Veganerin und möchte mich trotzdem zinkreich ernähren. Was sollte ich essen?

Es gibt eine Reihe von Lebensmitteln, die einen guten Zinkgehalt haben. Um seinen notwendigen Bedarf zu decken, empfehlen wir die Ernährung mit Nahrungsergänzungsmitteln zu unterstützen. Hier eine kleine Auswahl von Lebensmitteln, die reich an Zink und für Veganer geeignet sind:
- Erbsen
- Walnüsse
- Linsen
- Haferflocken
- Hirse
- Mais
- Sojamehl

❓ Welche Fette sind für meine Ernährung gut?

Viele Menschen sind leider immer noch der Ansicht, dass Fette grundsätzlich schlecht sind und nur dick machen. Diese Meinung hat dafür gesorgt, dass immer mehr immer weniger Fett zu sich nehmen. Das ist auf Dauer sehr ungesund, wir brauchen Fett für die Gesunderhaltung jeder Körperzelle.

Diese Fette eignen sich besonders, um die Gesundheit zu unterstützen:
- Fischöle
- Borretschöl
- Alpha- und Gamma-Linolensäure in Pflanzenölen
- Kokosöl

- Hanföl
- Pflanzensamenöl der Ringelblume usw.

Woran erkenne ich ein gesundes Fett?

Gesunde Fette werden bei ihrer Herstellung äusserst schonend behandelt. So wird z.B. bei hochwertigem Olivenöl das Entsteinen und Pressen der Kerne manuell vorgenommen. Das Öl wird kalt gepresst und zu keiner Zeit höheren Temperaturen ausgesetzt, die den empfindlichen Inhaltsstoffen schaden. Auf diese Weise bleibt die vorhandene Nährstoffdichte der Fette erhalten.

Sonnenblumenöl muss nach Sonnenblumenkernen riechen, Sesamöl nach Sesamsamen, Kokosöl nach Kokosnuss, Olivenöl nach Oliven, Palmenöl nach Palmenfrüchten usw. Nur ein kalt gepresstes Öl aus erster Pressung, mild duftend und kaltgepresst, unterstützt den Körper. So kann es einen wesentlichen Beitrag zur Gesundheit und Vitalität beitragen.

Wozu braucht der Körper gesunde Fette?

Gesunde Fette haben im Körper die unterschiedlichsten Aufgaben:
- Sie sind zur Aufnahme der fettlöslichen Vitamine A, D, E und K erforderlich.
- Sie unterstützen ein natürliches Sättigungsgefühl.
- Sie bilden die am stärksten konzentrierte Speicherungsform von Energie.
- Sie sind für die Funktion von Hormonen und Enzymen sehr wichtig.
- Sie verringern Schwankungen im Blutzuckerspiegel.
- Das Gehirn ist auf hochwertige Fette angewiesen, usw.

Welche Fette sollte ich eher meiden?

Kurz und knapp: Alle Fette, die chemisch verändert wurden, sogenannte Transfette. Diese Fette sind der Gesundheit nicht besonders förderlich, darum sollten sie gemieden werden:
- gehärtete oder teilweise gehärtete Fette
- raffinierten Öle

- geruchlose Öle und Fette
- erhitze Öle, die reich an mehrfach ungesättigten Fettsäuren sind
- überhitze Fette
- ranzige Fette
- Margarine
- Öle in Plastikflaschen
- Transfette

 Warum sollte ich, wenn ich von einer KPU/HPU betroffen bin, besonders auf die Wahl der Fette achten?

Die Fetternährung, das heißt die sorgfältige Auswahl hochwertiger Nahrungsfette und der richtige Umgang mit ihnen, kann mit über Krankheit oder Gesundheit entscheiden. Häufig werden nicht ausreichende Mengen an Omega-3-Fettsäuren mit der Ernährung zugeführt.

Es gibt drei Arten von Omega Fettsäuren (ALA, EPA, DHA):
- Alpha-Linolensäure (ALA): mehrfach ungesättigte Fettsäure aus pflanzlichen Quellen, z.B. Leinöl, Rapsöl, Walnussöl. Diese Fettsäure ist sehr empfindlich gegen Hitze.
- Eicosapentaensäure (EPA): ist eine mehrfach ungesättigte Fettsäure, die besonders angereichert ist in fetten Seefischen z.B. Lachs oder atlantischem Hering. Sie wird für viele Funktionen des Stoffwechsels benötigt. Sie ist der Ausgangsstoff zur Bildung von Docosahexaensäure (DHA) und Eicosanoiden, welche unter anderem für Blutgerinnung, Regulation von Blutdruck und Herzfrequenz benötigt werden.
- Docosapentaensäure (DHA): ist ebenfalls eine mehrfach ungesättigte Fettsäure, die auch besonders reich ist in fetten Fischen z.B. Sardellen und Sardinen. Fische nehmen die Fettsäuren EPA (Eicosapentaensäure) und DHA (Docosahexaensäure) durch ihre Nahrung über Algen auf, können diese aber auch selbst herstellen.

Der menschliche Körper benötigt alle drei Fettsäuren in gleichem Maße, da diese Ausgangssubstanzen für verschiedene Gewebshormone sind, die wichtige Aufgaben im Organismus übernehmen, z.B. Zellmembranstabilisierung, Immunsystemaktivierung und viele mehr.

Für die Umwandlung von ALA in die beiden anderen Omego-3-Fettsäuren-Typen sind bestimmte Enzymgruppen, z.B. das Enzym Delta-6-Desaturase, notwendig.

Dieses Enzym kann seine Leistung nur unter ausreichender Bereitstellung der Co-Faktoren Zink, Magnesium und Vitamin B6 voll erbringen. Betroffene mit KPU/HPU weisen einen Mangel von diesen Faktoren auf und laufen daher Gefahr, nicht ausreichende Mengen an EPA und DHA bilden zu können.

Darum empfehlen wir Menschen mit KPU/HPU, Nahrungsmittel wie Tiefseefisch, Weidevieh oder Algen in den Speiseplan zu integrieren.

Welche Rolle spielt die Aminosäure Glycin in der Therapie der KPU/HPU?

Glycin ist eine nichtessentielle Aminosäure, d.h. der Körper kann sie selber herstellen. Sie ist Bestandteil von vielen Eiweißstrukturen.

In der Therapie der KPU/HPU ist diese Aminosäure allerdings in größeren Mengen notwendig, da sie einen positiven Einfluss auf die regelrechte Struktur der Häm-Bildung der Mitochondrien hat.

Wir setzen daher Glycin im Rahmen der oralen Mikronährstoffzufuhr und auch im Rahmen der Infusionstherapie bei KPU/HPU ein.

Neben der Stabilisierung der Häm-Synthese spielt Glycin auch eine wichtige Rolle in der Regulation des Zentralen Nervensystems und im Aufbau von Kollagen (Bindegewebe).

Eine weitere wichtige Funktion von Glycin ist die Entgiftungsunterstützung von toxischen Substanzen.

Welche Rolle spielt Taurin in der Therapie der KPU/HPU?

Taurin ist ein wichtiges Eiweiß-Molekül. Es entsteht beim Aufbau der Aminosäuren Cystein und Methionin.

Gerade bei nitronativem Stress ist Taurin ein wirksames Antidot (Gegenmittel), es wirkt – ähnlich wie Vitamin B12 – im hohen Maße gegen die schädlichen Stickstoffverbindungen.

Ergänzung

 Was beinhaltet der Punkt „Ergänzung" bei dem 4-E-Konzept?

Die für die Gesundheit der Zellen notwendigen Mikronährstoffe sollten, wenn möglich, in erster Linie über eine bedarfsgerechte Ernährungsweise gedeckt werden. Dies ist bei bereits bestehenden KPU/HPU-bedingten Folgeerkrankungen häufig jedoch nicht möglich, da die Speicher an Mikronährstoffen oft schon erheblich reduziert sind. Eine Supplementierung mit ergänzenden Mikronährstoffen in Form von Nahrungsergänzungsmitteln oder Rezepturarzneien kann daher – gemeinsam mit einer optimalen Ernährungsweise – die Symptome deutlich reduzieren. Auch diese Behandlungsart geht auf Dr. Carl C. Pfeiffer zurück. Pfeiffer hat seine Patienten mit teilweise hohen oralen Gaben an Vitamin B6, Zink und Mangan behandelt, ergänzend zu einer bedarfsgerechten Ernährungsform.

Die Ergänzung sollte für jeden passend auf Basis einer individuellen Labordiagnostik zugeschnitten sein. Im Therapieverlauf ist es zu empfehlen, die Werte in regelmäßigen Abständen zu kontrollieren. So kann man eine Unter-, aber auch Überdosierung mit Mikronährstoffen vermeiden. Wichtig ist, die optimale Dosierung für jeden Betroffenen zu finden.

Im Gegensatz zu Dr. Pfeiffer, der vor allem auf Haaranalysen angewiesen war, stehen uns heutzutage einfache und preisgünstige Laborverfahren zur Verfügung. Dies erleichtert die individuelle Dosierung von Mikronährstoffen.

Wichtig ist, dass Zink und Manganmessungen nur im Vollblut, nicht im Serumblut, aussagekräftig sind. Wir handhaben die Einstellung der Mikronährstoffgabe so, dass wir für unsere Patienten Messwerte im oberen Drittel des Referenzbereiches anstreben.

In welcher Form kann ich die Vitalstoffe zu mir nehmen (Ernährung, Nahrungsergänzungsmittel, Infusion)?

Vitalstoffe lassen sich über drei Hauptwege zuführen.

Ernährung

Hier nimmt man bestimmte Lebensmittel mit einem hohen Vitalstoffanteil verstärkt zu sich. Auf der anderen Seite meidet man bewusst eine Auswahl von Nährstoffen, die einen eher belasten können. Man achtet also gezielt auf die Auswahl seiner Lebensmittel.
- Vorteil: Dieser Weg ist sehr schonend, dennoch effektiv, wenn man ihn konsequent durchführt.
- Nachteil: Viele beschreiben diese Form als sehr mühselig und der Erfolg stellt sich eher langsam ein.

Nahrungsergänzungsmittel

Man nimmt in Pulver-, Saft-, Tabletten- oder Kapselform hochdosierte Vitalstoffe zu sich. Es ist fast so, wie wenn man sehr viel essen würde, nur ohne Kalorien. Es muss aber gesagt werden, dass eine reine Ernährung ausschließlich mit Nahrungsergänzungsmitteln nicht zu empfehlen ist. Das Wort Nahrungsergänzungsmittel beschreibt genau das was es soll, die Nahrung ergänzen und nicht ersetzen.
- Vorteil: Sehr hohe Dosen an Vitalstoffen sind möglich. Hier ein Beispiel: in 100 g Krabben sind ca. 2,30 mg Zink. In gängigen Zinkpräparaten sind ca. 15 mg Zink pro Kapsel enthalten. Sie müssten also ca. 650 g Krabben essen, um auf die Dosis der Kapsel zu kommen. Wir wünschen dazu guten Appetit. Viele Nutzer beschreiben einen deutlich spürbaren Effekt.
- Nachteil: Über die orale Aufnahme findet eine starke Verpufferung der Vitalstoffe statt, bis sie schließlich am Wirkungsort der Zelle angekommen sind. Je stärker die Magen-Darm-Problematik ist, umso höher ist der Verlust.

Infusionen

Heutzutage gibt es sehr gute Infusionskonzepte, die auf die verschiedensten Bedürfnisse eingehen können, so gibt es für die KPU/HPU auch mittlerweile eine Fertiginfusion. Solche Infusionen enthalten die Vitalstoffe, die das entsprechende Krankheitsbild benötigt.
- Vorteil: Mit Infusionen umgeht man die Magen-Darm-Passage. Man ist direkt im Blutkreislauf und hat dadurch eine sehr hohe Bioverfügbarkeit der Vitalstoffe. Men-

schen mit Magen-Darm-Problemen können also sehr von dieser Form profitieren. Die Depots und Speicher werden schnell wieder aufgefüllt. Infusionen werden daneben auch in der Präventionsmedizin eingesetzt, eine sehr effektive Methode.
- Nachteil: Es ist ein kleiner Picks notwendig, um die Vitalstoffe in den Körper zu übertragen.

Unserer Meinung nach ist eine individuelle Komposition aus allen drei Möglichkeiten die höchste Form der Therapie.

Kann ich mich mit den oralen Präparaten oder Infusionen überdosieren?

Wenn man es genau nimmt, kann man sich grundsätzlich mit jeder Substanz überdosieren bzw. vergiften, so z.B. auch mit Wasser. Die Dosierungen der Nahrungsergänzungsmittel in Deutschland reichen bei sachgerechter Einnahme für eine Toxikation oder Überdosierung nicht aus.

Wir raten aber ohnehin den Patienten mit KPU/HPU zur Begleitung der Behandlung durch einen Therapeuten. Dieser wird in regelmäßigen Abständen bestimmte Blutparameter, z.B. bestimmte Vitalstoffe oder die Mitochondrienfunktion, kontrollieren. Sie sollten sich einen Ordner anlegen, um Ihre Werte wie in einem Chart zu verfolgen, z.B. wie sich im Verlauf der Therapie Ihr Vitamin D-Wert verändert. So haben Sie neben den spürbaren, subjektiven Veränderungen auch eine sichtbare objektive Kontrolle ihres Therapieverlaufs.

Was ist der Unterschied zwischen oralen Präparaten und einer Infusionstherapie?

Der Unterschied zwischen oralen und invasiven Vitalstoffen liegt in der Aufnahme durch den Körper. Orale Präparate nimmt man über den Mund zu sich und sie werden im Magen-Darm-Trakt verstoffwechselt. Man füllt die Speicher der Zellen mit den Vitalstoffen eher langsam auf. Hinzu kommt, dass Darmstörungen die Aufnahme von Vitalstoffen verschlechtern können. Vitalstoffe, die über eine Infusion verabreicht werden, gelangen direkt in die Blutbahn. Somit ist eine sehr viel größere Bioverfügbarkeit gegeben. Sie können die Therapiedauer deutlich verkürzen. Wir empfehlen eine ausgewogene Therapie, einen individuellen Mix aus beiden Formen zu gestalten.

Welche Inhaltsstoffe sind in der KPU/HPU-Infusion enthalten?

Die KPU/HPU-Infusion enthält folgende Inhaltsstoffe:
- Vitamin B6   200 mg
- Magnesiumchlorid   200 mg
- Taurin   1.500 mg
- Glycin   1.000 mg
- Niacin   100 mg
- Riboflavin   50 mg
- Vitamin B12   1.000 Mikrogramm
- Chrom(III)chlorid   100 Mikrogramm

Plus eine Trinkampulle, die vor der Gabe der Infusion eingenommen wird:
- Zink   104,55 mg
- Mangansulfat   3,07 mg
- Himbeersirup   q.s.
- Aqua   ad 10 ml

Entgiftung

 Was beinhaltet der Punkt Entgiftung bei dem 4-E-Konzept?

Entgiftung für Menschen mit KPU/HPU ist in der Therapie ein zentrales Thema. Oft ist es so, dass die Fähigkeit der eigenen Entgiftung geschwächt ist. Das ist für das eigene Befinden und die Symptomatik von Nachteil.

Wir unterscheiden zwischen allgemeinen Entgiftungsmaßnahmen, die darauf abzielen, die Entgiftungsorgane wie Lymphe, Leber, Haut, Niere und Darm zu regulieren bzw. zu unterstützen.

Diese Entgiftung wird vom Patienten häufig in eigenem Ermessen oder in Abstimmung mit seinem Therapeuten durchgeführt:

- Fasten, Teilfasten
- Basenbäder
- Sauna
- Schwefelwasserbäder
- Entgiftungstees
- Meerwasser-Algen-Bäder / und -wickel
- Chlorella-Algen
- Bärlauch oder andere Laucharten
- Koriander
- Zeolithe oder Heilerden
- Kräuter/Phytotherapie
- Kolon-Hydro-Therapie
- Spagyrik/Homöopathie/Schüsslersalze
- Öle usw.

Warum sollte ich mich vor Alltagsgiften schützen?

Wir leben in einer Umwelt mit vielen Substanzen, mit denen unser Organismus sich stetig auseinander setzen muss. Mit vielen von ihnen kommt er nicht gut zurecht, da sie auf ihn schädlich einwirken können. Optimalerweise kann der Körper diese Substanzen nach Aufnahme direkt wieder loswerden bzw. eliminieren. Möglich machen dies unsere Entgiftungsorgane wie Niere und Leber, aber auch viele Enzyme, die sich ständig um das „innere Bereinigen" des Körpers kümmern.

Menschen mit KPU/HPU haben häufig eine Einschränkung der körpereigenen Entgiftungsfähigkeit der Leberenzyme der Phase 1 (CYP P 450 Enzyme). Diese Enzyme bauen toxische Substanzen in der Leber um. Ein wichtiger Bestandteil dieser Enzyme ist das Molekül „Häm", welches bei KPU/HPU nicht bauplanmäßig zusammengesetzt ist. In der Folge entgiftet der Körper nicht so effizient.

Ein Körper, der optimal funktioniert, kann viele toxische Substanzen wieder eigenständig beseitigen. Betroffene mit KPU/HPU sind in diesem Punkt häufig benachteiligt. Das belegen oft Testergebnisse auf toxische Belastungen, bei denen KPU/HPU-Patienten fast immer überdurchschnittlich hohe Belastungen aufweisen.

Daher empfehlen wir unseren Patienten, sich vor unnötigen Giften im Alltag und Beruf möglichst zu schützen.

Was kann ich für mich und meine Familie tun, um die tägliche Giftlast zu reduzieren?

Hier finden Sie 10 effektive Tipps, die jeder umsetzen kann, um seine persönliche Giftlast zu reduzieren:
- Rauchen Sie nicht – weder aktiv noch passiv.
- Nehmen Sie dauerhaft Medikamente? Überprüfen Sie mit Ihrem Hausarzt, ob eine Reduktion möglich ist.
- Alkohol sollte nur sehr wenig und nicht regelmässig verzehrt werden.
- Verzichten Sie auf chemische Düngemittel- und Pestizide in Ihrem Garten.
- Vermeiden Sie Plastik im Haushalt (Wasserflaschen!).
- Bevorzugen Sie biologische, pestizidarme und hormonarme Kost.

- Bevorzugen Sie biologische Kosmetika und Körperpflegeprodukte.
- Benutzen Sie nichttoxische, natürliche Reinigungsmittel für Ihre Wohnung.
- Vermeiden Sie Aluminium in Ihrem Haushalt und in ihren Körperpflegeprodukten (Deos).
- Schenken Sie Ihrer täglichen Wasserversorgung ebenfalls Aufmerksamkeit – prüfen Sie Ihr Leitungswasser durch ein unabhängiges Institut oder benutzen Sie gute, geprüfte Mineralwässer oder filtern Sie Ihr Wasser.

Insbesondere Kinder haben noch kein ausgeprägtes Entgiftungssystem. Sie sollten daher besonders vor täglichen Giftbelastungen geschützt werden.

Warum sollte ich einen Schwermetalltest durchführen?

Heutzutage sind akute Metallvergiftungen in Deutschland die Seltenheit, chronische Metallvergiftungen hingegen sind die Regel. Fast alle Menschen weisen eine unterschiedliche Belastung mit toxischen Metallen auf. Mögliche Quellen von Schwermetallen können sein:
- Schokolade: Nickel
- Zigarettenrauch: Kadmium und Nickel
- Trinkwasser: Kupfer (Blei heute eher selten)
- Fisch: Quecksilber
- Impfungen: Aluminium
- Hühnereier, Geflügel, Süßwasserfische (aus Aquakulturen): Quecksilber durch Fischmehlfütterung
- Gemüse: Kupfer, Blei, Cadmium, Chrom, Nickel, Zink
- Haushaltswaren: Aluminiumum
- Kosmetika: Aluminium
- Reis: Arsen

So sammeln sich Schwermetalle über Jahre bis Jahrzehnte im Körpergewebe an.

Dem menschlichen Körper steht nur ein System von Entgiftungsenzymen für alle Belastungen zur Verfügung. Kommt es über eine längere Zeit zu ständigen Belastungen, dann kann das Entgiftungssystem chronisch überlastet bzw. überfordert werden. So können Giftstoffe im Körper zurück bleiben und sich einlagern.

Das Hauptentgiftungsorgan unseres Körpers ist die Leber, die in zwei funktionellen Phasen entgiftet. In Phase 1 wirkt vor allem ein Enzym mit dem Namen Cytochrom-P450. Dies ist von einem gut funktionierenden Hämstoffwechsel abhängig. Der Hämaufbau ist jedoch bei vielen mit einer KPU/HPU beeinträchtigt, somit können Entgiftungsenzyme fehlen. Diese Menschen können einer dauerhaften Belastung mit Schwermetallen daher eher ausgesetzt sein als andere.

Wer einen Schwermetalltest macht, der kennt die Art und Höhe seiner Belastung und kann gezielt etwas dagegen tun.

Wie ist der Ablauf bei einem Test auf Schwermetalle?

Es gibt verschiedene Möglichkeiten, eine Metallbelastung des Organismus zu erkennen.

Der optimale Test wird nach Gabe von Chelatbildnern im gesammelten Urin durchgeführt. Dafür erhalten Sie in Form von Kapseln oder Infusionen z.B. die Chelatbildner DMSA und EDTA. Anschließend wird ihr Urin ca. 2 Stunden in einem Behälter gesammelt. Aus dieser Sammelmenge wird eine Probe in ein Speziallabor geschickt und auf die Metallausscheidung hin untersucht.

<u>Wichtig:</u> Metalle sind im normalen Urin oder im Blut in der Regel nicht nachweisbar, da sie in den Zellen sitzen, das heisst die Chelatbildner holen diese erst aus den Zellen heraus und machen sie so für den Laborarzt sichtbar.

Macht jeder Arzt oder Heilpraktiker einen Schwermetalltest?

Nein, nicht jeder Arzt oder Heilpraktiker ist in diesem Bereich ausgebildet. Dieser Test ist auch nicht im Leistungskatalog der gesetzlichen Krankenversicherung enthalten.

❓ Was ist eine Chelat-Therapie?

Die Chelattherapie hat die Entfernung schädlicher Leicht- und Schwermetalle aus dem Organismus zum Ziel. Das Wort Chelat leitet sich vom griechischen Wort „Krebsschere" ab. Chelatbildner sind Komplexe, die sich sprichwörtlich Metalle schnappen bzw. krallen können. Dabei schließen sie diese in eine stabile Ringstruktur ein, um sie an weiteren radikalen Aktivitäten zu hindern. So werden diese Ringstrukturen vor allem über die Nieren verstoffwechselt und schließlich ausgeschieden.

Die Chelat-Therapie ist die wirksamste und schnellste Methode der Metallentgiftung. Es werden unterschiedliche Chelatbildner – auch Chelatoren genannt – eingesetzt, z.B. EDTA oder DMSA.

Die Auswahl der Chelatoren richtet sich nach der individuellen Belastung des Patienten. Die Chelat-Therapie ist eine sichere Therapie, sie sollte allerdings nur von einem ausgebildeten Therapeuten durchgeführt werden.

❓ Was ist EDTA?

Ethylendiamintetraacetat bzw. Ethylendiamintetraessigsäure ist ein Chelatkomplexbildner und dient der Ausleitung von Metallen im Körper. EDTA entgiftet besonders gut Eisen, Nickel, Kupfer, Blei und Mangan. Es ist sinnvoll, Entgiftungsmittel zu kombinieren, wie z.B. EDTA plus DMSA (jeweils als getrennte Infusion oder in Form von Zäpfchen oder Kapseln).

❓ Was ist DMSA?

Dimercaptobernsteinsäure ist ein Chelatkomplexbilder und dient der Ausleitung von Metallen aus dem Körper. DMSA entgiftet besonders gut Arsen, Kupfer, Zink, Quecksilber, Blei, Uran, Palladium, Nickel und Gold. Es ist sinnvoll, Entgiftungsmittel zu kombinieren, wie z.B. DMSA plus EDTA (jeweils als getrennte Infusion).

Warum soll ich keinen Alkohol trinken, wenn ich eine KPU/HPU habe?

Da der Körper von Menschen mit KPU/HPU ohnehin schon schlechter entgiftet, wäre Alkohol nur eine überflüssige zusätzliche Belastung. Viele Menschen glauben, dass geringe Mengen an Alkohol eine gesundheitsfördernde Wirkung haben. Das ist ein Trugschluss, wie eine Studie aus London im Februar 2015 gezeigt hat.

Würde man reinen Alkohol zu sich nehmen, würde man wahrscheinlich an den Nebenwirkungen sterben. Nun ist also die Frage, wieso wird ein Gift mit anderen Substanzen (Wasser, Bentonit, Antigel, Milchsäure ect.) so lange gemischt, bis unser Gaumen glaubt, es wäre schmackhaft?

Die gesundheitlichen Wirkungen z.B. von Rotwein, sind den sekundären Pflanzenstoffen der Trauben zuzuschreiben. Möchte man diese genießen, empfehlen wir Traubensaft. Der Genuss von Alkohol hat für die Gesundheit keinen Vorteile, egal ob man nun KPU/HPU hat oder nicht. Er muss vom Körper immer entgiftet werden.

 Welche Verfahren der Entgiftung bietet die moderne Naturheilkunde?

Es gibt in der Naturheilkunde die verschiedensten Möglichkeiten, um den Körper bei seiner Entgiftung zu unterstützen. Hier sind ein paar Beispiele:
- Fasten
- Jodtherapie
- Einläufe/Kolon-Hydro-Therapie
- Thalasso-Therapie
- Sauna
- Schwefelwasserbäder
- Smoothies
- Entgiftungstees
- Phytotherapie (Pflanzenheilkunde)
- Spagyrik
- Homöopathie/Isopathie
- Zeolithe
- Chelattherapie

Nicht jedes Verfahren ist für jeden Menschen geeignet. Eine Entgiftungstherapie ist für den Organismus Belastung und Entlastung gleichzeitig. Es kann mitunter zu unangenehmen Nebenwirkungen kommen. Daher sollte eine Entgiftungstherapie immer in Begleitung durch einen Arzt oder Heilpraktiker erfolgen.

? Wie effektiv sind die verschiedenen Entgiftungsmöglichkeiten?

Viele der genannten naturheilkundlichen Entgiftungsmethoden funktionieren – aber bedeutend langsamer und nicht bei allen Personen. Bei chronischen Erkrankungen, wo eine Entgiftung vorangetrieben werden soll, ist die Nutzung von Chelatbildern daher eher obligatorisch.

Literatur

Bücherverzeichnis

Brakebusch L, Heufelder A. Leben mit Hashimoto Thyreoiditis. München: Zuckschwerdt; 2007.
Braverman E. The edge effect, achieve total health and longevity with the balanced brain advantage. New York: Sterling Pub Verlag; 2005.
Braverman E. The healing nutriens within. North Bergen: Basic Health Pub; 1987.
Braverman E. Younger (sexier) you. Emmaus, PA: Rodale; 2010.
Braverman E. Younger brain, sharper mind. Emmaus, PA: Rodale; 2012.
Eichinger U, Hoffmann K. Der Burnout Irrtum. Lünen: Systemed; 2013.
Freye E. Acquired Mitochondropathy – a new paradigm in western medicine explainig chronic diseases. Heidelberg: Springer; 2011.
Gröber U. Orthomolekulare Medizin. Stuttgart: Wissenschaftliche Verlagsgesellschaft; 2002.
Gröber U. Metabolic Tuning statt Doping. Stuttgart: Hirzel; 2008.
Gröber U. Mikronährstoffe. Stuttgart: Wissenschaftliche Verlagsgesellschaft; 2011.
Gröber U. Arzneimittel und Mikronährstoffe. Stuttgart: Wissenschaftliche Verlagsgesellschaft; 2013.
Gvodjakova A. Mitochondrial medicine – mitochondrial metabolism, diseases and therapy. Heidelberg: Springer; 2008.
Hill U, Müller KE, Huber W. Multiple Chemikalien-Sensitivität (MCS) – Ein Krankheitsbild der chronischen Multisystemerkrankungen. Aachen-Herzogenrath: Shaker; 2010.
Hill U. Chronisch krank durch Chemikalien. Aachen-Herzogenrath: Shaker; 2009.
Hill U. Umweltschadstoffe und Neurodegenerative Krankheiten des Gehirns (Demenzkrankheiten) – wie neurotoxische Langzeitwirkungen von Chemikalien zur Degeneration des Gehirns führen. Aachen-Herzogenrath: Shaker; 2010.
Hoffer A. Orthomolecuar treatment for schizophrenia. Lincolnwood: Keats; 1999.
Kamsteeg J. HPU und dann? Kerkrade: Keac; 2012.
Kharrazian D. Why is my brain not working. Carlsbad; 2013.
Kuklinski B. Das HWS-Trauma. Freiburg: Aurum; 2006.
Kuklinski B, van Lunteren J. Neue Chance – Gesünder mit Mikronährstoffen. Freiburg: Aurum; 2012.
Kuklinski B, Schemionek A. Mitochondropathie – Heilung ausgeschlossen. Freiburg: Aurum; 2014.
Lipton B. Intelligente Zellen. Burggrain: Koha; 2008.
Mutter J. Amalgam-Risiko für die Menschheit. Weil der Stadt: Fit fürs Leben; 2009.
Mutter J. Gesund statt chronisch krank. Weil der Stadt: Fit fürs Leben; 2009.
Mutter J. Lass dich nicht vergiften. München: Gräfe und Unzer; 2012.
Pall M. Explaining unexplained illnesses. New York: Harrington Park Press; 2009.
Perlmutter D. Grain brain. New York: Little Brown and Company; 2013.
Pfeiffer CC, Banks J. Dr. Pfeifer's total nutrition, New York: Simon & Schuster; 1980.
Pfeiffer CC. Zinc and other micro nutrients. New Canaan: Keats; 1978.
Pfeiffer CC. Mental illness and schizophrenia – the nutrition connection. Rochester: Healing Arts Press; 1987.

Pfeiffer CC. Nutrition and mental illness – an orthomolecular approach to balancing body chemistry. Rochester: Healing Arts Press; 1987.
Reichrath J, Lehmann B, Spitz J. Vitamin D-Update 2012. München: Dustri; 2012.
Selye H. Stress beherrscht unser Leben. München: Heyne; 1957.
Spitz J. Vitamin D – das Sonnenhormon für unsere Gesundheit und der Schlüssel zur Prävention. Schlangenbad: Ges. f. Medizn. Information; 2009.
Spitz J. Krebszellen mögen keine Sonne – Vitmain D: der Schutzschild gegen Krebs, Diabetes und Herzerkrankungen. Murnau: Mankau; 2011.
Spitz J. Superhormon Vitamin D: So aktivieren Sie Ihren Schutzschild gegen chronische Erkrankungen. München: Gräfe und Unzer; 2011.
Strienz J. Nebennierenunterfunktion. Germering: Zuckschwerdt; 2010.
Strienz J. Leben mit KPU – Kryptopyrrolurie – ein Ratgeber für Patienten. Germering: Zuckschwerdt; 2011.
Vohora D. Histamin receptor, histamine and the CNS. Boca Raton: CRC Press; 2008.
Walker M. The Chelation Way. Keyport: Morton Walker; 1990.
Walsh WJ. Nutrient power – heal your biochemistry and heal your brain. New York: Skyhorse; 2012.
Wang R. Signal transduction and the gasotransmitters: NO, CO, and H2S. Biology and Medicine. Totowa: Humana; 2004.
Wilson JL. Grundlos erschöpft? Nebennereninsuffiezeinz – das Stress-Syndrom des 21. Jahrhunderts. München: Goldmann; 2011.
Worm N. Syndrom X oder Ein Mammut auf den Teller! Mit Steinzeitdiät aus der Wohlstandsfalle. Lünen: Systemed; 2008.
Worm N. Die Schlafmangel-Fett-Falle. Lünen: Systemed; 2011.
Worm N. LOGI-Methode. Glücklich und schlank – Mit viel Eiweiss und dem richtigen Fett. Lünen: Systemed; 2012.
Worm N. Menschenstopfleber – die verharmloste Volkskrankheit Fettleber. Systemed Verlag; 2013.
Zschocke J, Hoffmann GF. Vademecum Metabolicum – Diagnose und Therapie erblicher Stoffwechselkrankheiten. Stuttgart: Schattauer; 2012.

Zeitungs- und Zeitschriftenartikel

Ärzte Zeitung vom 16.06.2009. Fördert Vitamin D-Mangel chronischen Schmerz?
Badzun M. Kryptopyrrolurie.
Brodie MJ, Graham DJ, Thompson GG, Moore MR, Goldberg A. The porphyrinogenic effects of kryptopyrrole in the rat and the occurrence of urinary kryptopyrrole in human hereditary hepatic porphyria. Clin Sci Mol Med. 1976; *50(5):* 431-434.
Irvine DG. Kryptopyrrole and other monopyrroles in molecular neurobiology. International Review Neurobiology. 1974; *16:* 145-182.
Dolina S, Margalit D, Malitsky S, Rabinkov A. Attention-deficit hyperactivity disorder (ADHD) as a pyridoxine-dependent condition: urinary diagnostic biomarkers. Med Hypotheses. 2014; *82(1):* 111-116.
Durkó I, Berek I, Huszák I. Effects of kryptopyrrole on porphyrin synthesis in Bacillus subtilis 168. Hoppe Seylers Z Physiol Chem. 1975; *356(11):* 1679-1684.
Gorchein A, Mitchell LD, Rogers AT. Pharmacological properties of kryptopyrrole and its oxidation products on isolated sciatic nerve of rat and on guinea-pig ileum. Br J Pharmacol. 1979; *65(1):* 23-27.
Hill U. Sind psychische Krankheiten Geisteskrankheiten? Zur Revision wissenschaftstheoretischer Auffassungen zu umweltbedingten Krankheiten. Umwelt, Medizin, Gesellschaft. 2011; *24(3):* 228-231.
Hoffer A, Mahon M. The presence of unidentified substances in the urine of psychiatric patients. J Neuropsychiat. 1961; *2:* 331-397.
Hoffmann K. Kryptopyrrolurie. Comed. 06/2010.
Hoffmann K, Kauffmann S. Kryptopyrrolurie – ein bewährtes Therapiekonzept für die häufigste Form der Porphyrie. Comed. 12/2013.
Hoffmann K, Kauffmann S. Vitalstoffe – Information für gesunde Prävention. Ibook Author; 2013.
Hoffmann K. Kryptopyrrolurie – die häufigste Form der Porphyrie. OM & Gesundheit. 2013; Nr. 145.
Hoffmann K, Kauffmann S. ADHS/ADS – rationale Alternativen zur Methylphenidat-Therapie. Comed. 1/2013.
Irvine DG, Bayne W et al. Identification of kryptopyrrole in human urine and its relationship to psychosis. Nature, 1969; *224:* 811-813.
Irvine DG, Wetterberg K. Kryptopyrrole-like substance in acute intermittent porphyria. Lancet. 1972; Dec 22.
Irvine DG. Kryptopyrrole and other monopyrroles in molecular neurobiology. International Review of Neurobiology. 1974; *16:* 145-182.
Irvine DG. Apparent non-indolic ehrlich-positive substances related to Mental illness. J Neuropsychiat. 1961; *2:* 292-305.
Jackson J, Riordan HD, Neathery S, Riordan N. Urinary pyrroles in health and disease. J Orthomol Med. 1997; *12:* 96-98.
Jackson J, Riordan HD, Neathery S. Vitamins, blood lead and urine pyrroles in Down Syndrome patients. Amer Clin Lab. 1990; Jan-Feb, 8-9.
Jackson J. Urine pyrrole and other orthomolecular test in patients with ADD/ADHD. Journal of Orthomolecular Medicine. 2010; *25(1):* 39-42.
Mc Cabe DL. Kryptopyrroles. Orthomolecular Psychiatry. 1983; *12:* 1-18.
O'Reilly P et al. The Incidence of Malvaria. British Journal of Psychiatry. 1965; *111:* 741-744.
Pfeiffer CC, Lliev V. Pyrroluria, urinary mauve factor, causes double deficiency of B6 and zinc in schizphrenics. Fed Proc. 1973; *32:* 276.
Soler A, Beck R, Noval JJ. Mauve Factor re-identified as 2,4-dimethyl-3-ethylpyrrole and its sedative effect on the CNS. Nature. 1970; *228:* 1318-1320.
Walker JL. Neurological and behavioral toxicity of kryptopyrrole in the rat. Pharmacol Biochem Behav. 1975; *3(2):* 243-250.
Wetterberg L, Formgren B. Pharmacological and biochemical properties of kryptopyrrole and its oxidation products possibly related to acute intermittent porphyria. Ann Clin Res. 1976; *8 Suppl 17:* 162-167.

Therapeutenliste

Schleswig Holstein					
Ernst, Sigrid	Heilpraktikerin	Muhliusstr. 40	24103	Kiel	0431/ 2403206
Schubert, Antje	Heilpraktikerin	Oeltingsallee 17	25421	Pinneberg	04101/ 3696820
Hamburg					
Neiß, Claudia	Heipraktikerin	ABC-Str. 21	20354	Hamburg	040/ 87099099
Mayerhoff, Lukas, Dr. med.		Gertigstr. 48	22303	Hamburg	0176/ 55025431
Scheunemann, Finn	Heilpraktiker	Ottensener Hauptstr. 11	22765	Hamburg	040/ 69455106
Mecklenburg Vorpommern					
Kuklinski, Bodo, Dr. med.		Wielandstr. 7	18055	Rostock	0381/ 4907470
Niedersachen					
Kröger, Gardy	Heilpraktikerin	Ottensener Weg 7	21614	Buxtehude	04161/ 713877
Sbrezesny, Sven	Heilpraktiker	Teichstr. 3	21680	Stade	04141/ 922044
Badzun, Matthias	Heilpraktiker	Grummersorter Dorfstraße 47	27798	Hude-Grummersort	04484/ 920390
Bremen					
Wiechert, Dirk, Dr. med.	Allgemein-Mediz.	Juiststr. 12	28217	Bremen	0421/ 395015
Brandenburg					
Bauer-Renz, Ilona	Heilpraktikerin	Heideweg 4	16227	Eberswalde	03334/ 361209
Berlin					
Neubauer, Simone	Heilpraktikerin	Wachsmuthstr. 23	13467	Berlin	030/ 92121254
Nau, Christel	Heilpraktikerin	Glienicker Str. 29	14109	Berlin	030/ 80909356
Schröder, Marlen	Allgemein-Mediz.	Hohenzollernstr. 12	14163	Berlin-Zehlendorf	030/ 81054187
Karmeli, Yesha	Heilpraktiker	Auguste-Viktoria-Str. 91	14193	Berlin	030/ 81054187

Sachsen Anhalt

Nordrhein Westfalen

Name		Adresse	PLZ	Ort	Telefon
Kauffmann, Sascha	Heilpraktiker	Scheibenstr. 37	40479	Düsseldorf	0211/ 41668627
Fiegel, Gabriele	Heilpraktikerin	Benderstr. 5	40625	Düsseldorf	0211/ 2097947
Nau, Alexandra	Heilpraktikerin	Kamperstr. 8	42555	Velbert-Langenberg	02324/ 707755
Modtler, Petra	Heilpraktikerin	Altenbergerstr. 34	42929	Wermelskirchen	02193/ 533192
Meyer-Teschendorf, Jochen	Arzt	Düsseldorfer Strasse 33	45481	Mülheim an der Ruhr	0208/ 94137444
Focke, Birgitt	Heilpraktikerin	Münsterstr. 68	48565	Steinfurt	02552/ 637933
Bürk, Karin	Heilpraktikerin	Alte Kölnerstr. 56	50259	Pulheim	02238/ 307150
Brandenberg, Josef Hubert	Heilpraktiker	Altstr. 23	52066	Aachen	0241/ 40107282
Koch-Hammes, Andrea	Heilpraktikerin	Gartenstr. 23	59581	Warstein-Belecke	02902/ 9126590

Thüringen

Sachsen

| Mehnert, Jana | Heilpraktikerin | Augsburgerstr. 45 | 1309 | Dresden | 0162/ 4312233 |
| Nadolny, Annett | Heilpraktikerin | Hermann-Liebmann-Str. 39 | 4315 | Leipzig | 0341/ 12453699 |

Hessen

Kraft Ulrich, Dr. med.	Kinder- und Jugendarzt	Buttlarstr. 20	36039	Fulda	0661/ 4801240
Nobach, Manuela	Heilpraktikerin	Rohrweg 4	36179	Bebra	06622/ 806761
Löffler, Peter, Dr. med.	Allgemein-Mediz.	Dieselstr. 1	61184	Karben	06039/ 7450
Nicola-Heck, Fraucke Dipl.-Psych.	Psychotherapeutin	Ludwigstr. 20	61231	Bad Nauheim	06032/ 81895
Löffler, Angela	Heilpraktikerin	Waldstr. 8	61250	Usingen	06081/ 443838
Bietz, Anne	Heilpraktikerin	Wittichstr. 4	64295	Darmstadt	06151/ 2766534
Kirstgen, Carmen, Dr. med.	Gynäkologie & Naturheilverfahren	Ober-Ramstädter Str.96 E	64367	Mühltal	06151/ 8708272
Mager, Sabine	Heilpraktikerin	Pfarrer-Papon-Str. 5	64546	Mörfelden-Walldorf	06105/ 9479354
Rinne, Jörg	Heilpraktiker	Weidstr. 10A	64560	Riedstadt-Goddelau	06158/ 916649

Niederhoff, Inge	Heilpraktikerin	Mainzer Str. 114	64572	Büttelborn	06152/ 85972
Heinz, Susanne	Heilpraktikerin	Borngasse 13	64853	Otzberg/ Lengfeld	06162/ 982885
Stötzer, Marcus	Heilpraktiker	Rheinstr. 45	65185	Wiesbaden	0611/ 34195588
Katharina, Sybille	Heilpraktikerin	Schobel Blücherplatz 3	65195	Wiesbaden	0611/ 7166147
Hill, Hans-Ulrich Dr.	Gutachter MCS	Rudolfstr. 9	65197	Wiesbaden	0611/ 409401
Eichelmann, Hannelore	Heilpraktikerin	Dr.Ludwig-von-Opel-Str. 29	65428	Rüsselsheim	06142/ 53423
Görz-Polzin, Gundula	Heilpraktikerin	Borngasse 10	65527	Niedernhausen	06127/ 991066
Schneider, Ellen Dr. rer. nat.	Heilpraktikerin	Martin-Volck-Str. 14	65589	Hadamar	06433/ 946429
Hoffmann, Kyra	Heilpraktikerin	Hauptstr. 66a	65719	Hofheim a. Ts.	06192/ 9550950
Krijestorac, Simone	Heilpraktikerin	Clausstrasse 7A	65812	Bad Soden	06196/ 9531788
Rheinland Pfalz					
Gibson, Anita	Heilpraktikerin	Bahnhofstr. 41	54329	Konz	06501/ 6086722
Anderski, Christina	Heilpraktikerin	Am Ring 25	54470	Bernkastel-Kues	06531 915578
Jung, Sandra	Heilpraktikerin	Liselottestr. 23	55469	Simmern	06761/ 918544
Liepe, Frank, Dr. med.	Inn. Medizin, Kardiologie, Naturheilverf.	Badeallee 8	55543	Bad Kreuznach	0671/ 4831485
Hentzler-Liepe, Birgit	Heilpraktikerin, Dipl.-Päd.	Am Sonnenberg 25	55595	Hargesheim	0671/ 2983324
Stark-Steffens, Christina	Heilpraktikerin	Bisholderweg 17	56072	Koblenz	0261/ 2915807
Best-Vomberg, Angelika	Heilpraktikerin	Kreuzwiese 12	56337	Simmern/ Neuhäusel	02620/ 955 9340
Saarland					
Sommer-Philipp, Simone	Heilpraktikerin	Talstr. 21	66386	St. Ingbert	06894/ 996850
Tausch, Maritta	Heilpraktikerin	Eschenweg 4	66620	Nonnweiler	06873/ 64100
Thome, Konrad	Heilpraktiker	Ostring 64D	66663	Merzig	06861/ 791771
Britzen, Gernot	Heilpraktiker	Ittersdorfer Str. 57	66740	Saarlouis	06831/ 702337
Frisch, Michel	Heilpraktiker	Kaiser-Friedrich-Ring 30	66740	Saarlouis	06831/ 4870449
Baden Württemberg					
Simianer, Carmen	Heilpraktikerin	Neuenheimer Landstrasse 76	69120	Heidelberg	06221/ 484948

Name	Beruf	Straße	PLZ	Ort	Telefon
Lurz, Nicole	Heilpraktikerin	Heidelberger-str. 64	69168	Wiesloch	06222/ 3828489
Eichinger, Uschi	Heilpraktikerin	Rieslingstr. 1	69469	Weinheim	06201/ 8455658
Landwehr, Nina	Heilpraktikerin	Talstr. 40	74235	Erlenbach	0152/ 25961363
Ochs, Petra	Heilpraktikerin	Haller Str. 8	74248	Ellhofen	07134/ 5299695
Stubenvoll, Frank	Heilpraktiker	Geranienstr. 1	76185	Karlsruhe	0721/ 9823654
Beck, Andrea	Heilpraktikerin	Arminstr. 34	78054	Villingen-Schwenningen	07720/ 9895990
Bort, Jörg	Heilpraktiker	Lohnerhofstr. 2	78467	Konstanz	07531/ 1274000
Mutter, Joachim Dr.	Umwelt-mediziner	Lohnerhofstr. 2	78467	Konstanz	07531/ 8139682
Sarembe, Annegret	Heilpraktikerin	Marktstr.17	74585	Rot am See – Brettheim	07958/ 7499015
Metzger, Emanuel	Arzt	Schillerstr. 51	78713	Schramberg	07422/ 4247
Schade, Sabine	Heilpraktikerin	Baslerstr. 3	79395	Neuenburg	07631/ 1833730
Reichenstein, Beatrice	Heilpraktikerin	Weinbrenner-str. 10	79539	Lörrach	07621/ 5837272
Sigwart, Stefanie	Heilpraktikerin	Am Läufelberg 4	79588	Ehringen-Kirchen	07628/ 9797
Bayern					
Neidert, Jens Dr.	Allgemein-Mediz.	Alter Stadtweg 13	63811	Stockstadt	06027/ 402331
Andres, Mark	Heilpraktiker	Hiltensperger Str. 7	80798	München	08152/ 3961040
Gemeinschafts-praxis Winje – Martina Winje	Ärztin	Lehemeirstr. 2	83308	Trostberg	08621/ 2001
Guggenberger, Stephanie	Heilpraktikerin	Schloßanger-weg 18	85635	Höhenkirchen	08102/ 874549
Ruppert, Markus	Heilpraktiker	Sonnenstr. 4	87730	Bad Grönenbach	08334/ 259483
Schönberger, Hans	Arzt	Schulstrasse 12	83735	Bayrischzell	08023-907745
Lempert, Uri	Heilpraktiker	Kohlstatt 75	94139	Breitenberg	08584/ 364

Nützliche Adressen

Bezug Infusionen und orale KPU/HPU-Therapeutika

Viktoria Apotheke
Bahnhofstraße 97
66111 Saarbrücken
Telefon: 0681/36148
www.internet-apotheke.de

Bezug oraler Therapeutika

Tisso Naturprodukte
Eisenstraße 1
57482 Wenden
Telefon: 02762/98362008
www.tisso.de

Heck Bio-Pharma
Karlstraße 5
73650 Winterbach
Telefon: 07181/9902960
www.heck-bio-pharma.com

Labore

Biovis Diagnostik MVZ
Justus-Staudt-Straße 2
65555 Limburg an der Lahn
Telefon: 06431/212480
www.biovis.de

Labor Südwest, MVZ Ettlingen
Otto-Hahn-Straße 18
76275 Ettlingen
Telefon: 07243/51601
www.laborzentrum.org

Sension GmbH Medizinisches Labor
Provinostrasse 52
86153 Augsburg
Telefon: 0821/4557990
www.sension-gmbh.de

Weiterbildung, Therapeuten

www.chelat.biz
www.metallausleitung.de
www.akademie-cst.de

Präventionsmedizin
www.dsgip.de

Wissenswertes zur KPU/HPU unter

www.kpu-online.de
www.prokrypto.de.rs

Sachwortregister

3-Nitrotyrosin 29
4-Dimethyl-3-Ethylpyrrol 3
4-E-Therapie 8

Abort 9
– habitueller 25
ADHS 7, 8, 11, 24
Adrenalin 39
ADS 7, 11, 24
Aggression 47
Akne, Neigung zu 26
Alkoholunverträglichkeit 26
Allergene 43
Allergien 25
– starke 7
Aluminium 5, 33
Aminosäure 28
Ängste 32, 48
– unklare 7
Angststörungen 11
Anorexia nervosa 7
Anspannung 32
Antibiotika 33
Antioxidantien 28
Antriebslosigkeit 48
Apoptose 29
Arsen 5, 33
Arteriosklerose, Neigung zu 25
Arthritis 26
Arthrose 11, 25, 46, 50

ATP (Adenosintriphosphat) 29
Augen
– hervorstehende 24
– trockene 24
Augenlider, geschwollene 24
AURUM CORDIS 11

Bärlauch 61
Basenbäder 61
Basistherapie 22
Bindegewebsschwäche 26
Blähungen 25, 32, 43
Blasenentzündung 25
Blutarmut 48
Botenstoffe 34
Bulimie 7
Bungee Jumping 7
Burnout-Syndrom 6, 11, 27

CFS 6
CFS/ME 27
Chelat 65
Chelatbildner 65
Chelattherapie 65, 66
Chlorella-Algen 61
Cholesterinwerte, erhöhte 25
Chrom III 47
Citrullin 29
Cytochrom P450 23

Darmschleimhaut 53
Darmschmerzen 32
Delta-6-Desaturase 55

Depressionen 11, 24, 32, 45, 48
Diabetes mellitus II 25, 46
Diabetiker 21
Diaminoxidase 32
DMSA 65
Dopamin 32, 39
– -stoffwechsel 9
Doppelbilder 24
Druckgefühl hinter dem Auge 24
Durchfall 25, 32

EDTA 65
Einläufe 66
Embryo 9
Entgiftung 6, 19, 22
Entgiftungsfähigkeit 62
Entgiftungsmassnahmen 61
Entgiftungsorgane 61
Entgiftungstees 61, 66
Entstressung 19
Entwicklungsstand 8
Entzündungsmediator 31
Epigenetik 4
Ergänzung 19
Ernährung 19, 41
Erschöpfbarkeit 27
Erschöpfung 24, 46, 48
– chronische 11
Erythrozyten 1
Essstörungen 7, 35
Exophtalmus 24
Explorationsbögen 8

Familienanamnese 12
Fasten 61, 66
Fehlgeburt 9
Fehlgeburten 25, 48
Fibromyalgie 26
Fingernägel, weiße Flecken 26
Fisch 27
Fleisch 27
Föten 9

Fremdkörpergefühl im Auge 24
Fruchtbarkeit 6
Fruktoseintoleranz 25

Gallensteine 25
Gebärmutter 9
Gebärmutterschleimhaut 6
Gelenkschmerzen 26
Gelenksteifigkeit 26
Genetik 4
Geräuschempfindlichkeit 26
Gestose 6
Getreideprodukte 41
Gewebshormon 39
Gewichtszunahme 34
Giftbelastungen 5, 21
Gliederschmerzen 43
Glutenunverträglichkeit 25, 33
Glycin 56
Großmutter 10

Haarausfall 24, 34, 45
Häm 1
– -stoffwechsel 22
– -synthese 5
Hämoglobin 23
Hämopyrrole 15, 38
Hämopyrrollactamurie 1
Halswirbelsäule 5
– Verletzung 13
Hashimoto 6
– -Thyreoiditis 25, 33
Haut, blasse 26
Haut- bzw. Dehnungsstreifen 26
Hebephrenie 7
Heilerden 61
Heißhunger 47
Histamin 31
Histaminose 25, 48
Histapenie 32
Hochdosisvitamingabe 12
Hochsensibilität 10
Hoffer, Abraham 2
Homocysteinerhöhung 48
Homöopathie 61, 66

Sachwortregister

Hormonhaushalt 6, 11
Hormonregulation 9
Hormonsynthese 48
Hypotonie 25

ICD-10 8
Impulsivität 8
Infektanfälligkeit 26, 45
Infusionen 59
Isopathie 66

Jod 34, 51
– -mangel 51
– -therapie 66
Juckreiz 26, 31

Kälteempfindlichkeit 34
Kaltschweissigkeit 47
Kampfsport 7
Katecholamine 39
Kinder 10
Knochenstoffwechsel 49
Kolon-Hydro-Therapie 61, 66
Konzentrationsstörungen 7, 24, 45, 48
Kopfschmerzen 24, 47
Koriander 61
Kortisol 39
Kosten 17
Kostenbeteiligung 14
Krankenversicherungen 14
Krankheitsheitgeschichte 12
Kräuter 61
Kryptopyrrole 38
Kryptopyrrolurie 1
Kuklinski, Bodo 5
Kurzzeitgedächtnis, schlechtes 24

Laborkontrolle 22
Laboruntersuchungen 22

Laktoseintoleranz 25
L-Arginin 28
Lauch 61
Leberentgiftungsstörungen 25
Lebererkrankung 20
Libidoverlust 25
Lichtempfindlichkeit 24, 26
Lifestyle-Sportarten 7
L-Thyroxin 34
L-Tyrosin 29

Magen-Darm-Probleme 11
– unklare 7
Magen-Darm-Schmerzen 25
Magenschmerzen 32, 43
Malvaria 1, 2
Mangan 6
Mastozytose 32
Mauve Factor Disease 1, 2
Medikamente 5, 16
Medikamenteneinnahme 41
Medikamententherapie 9
Medikamentenunverträglichkeit 7, 26, 48
Meerwasser-Algen-Bäder 61
Menarche 7
Menstruationsbeschwerden 25
Methylphenidat 9
Migräne 24
Mikronährstoffmangel 27
– -erkrankung 21
Mikronährstoffniveau 6
Mitochondrien 4, 22
– störung 19
Mitochondropathie 30
Monopyrrole 2, 13, 15
Monopyrrolurie 5
Morbus Basedow 11, 25
Müdigkeit 24, 27, 34, 45, 46, 50
Muskelgeschwulst 9
Muskelschmerzen 50
Mutter 10
Myoglobin 23
Myome 9, 25

Nagelwachstum, Störungen 45
Nährstoffbedarf 41
Nährstoffmangel 33
Nahrungsergänzungsmittel 17
Nahrungsmittelunverträglich-
   keiten 25
Nebenniere 34
– -schwäche 40
Nebenwirkungen 16
Nesselsucht 26
Neurotransmitter 31
Noradrenalin 39
Notstromaggregat 30

Ödeme 31
Online-Formular 3
Ordnung, Unfähigkeit zur 7
Ormond, Humphrey 2
Osteoporose 11, 26, 46, 50
oxidativer Stress 28

Panik 32
Peroxinitrits 29
Pfeiffer, Carl 2
Phänome 7
Phylopyrrole 15, 38
Phytotherapie 61, 66
Pilzinfektion im Vaginalbereich 25
Porphyrien 14
Potenzstörungen 25
Prämenstruelles Syndrom 25
Primäre KPU/HPU 4, 12
Progesteron 6
Pubertät, stark verfrühte 7
Pyroluria 3
Pyrrole 1, 23
– Arten 15
– Ausscheidung 13, 18
– Komplex 1
Pyrrollactam 2
Pyrrolverbindungen 15

Quecksilber 5, 33

Regulationssymsteme 31
Ritalin 9
Roemheld-Syndrom 32
Rötungen 31

Sauerstoffradikale 28
Sauna 61, 66
Schilddrüse
– Knotenbildung 25
– Entzündung, chronische 25
– Störungen 11
– Überfunktion 25
– Unterfunktion 25
Schizophrenie 12
Schlafstörungen 24, 32, 35, 48
Schleimhäute 31
Schriftbild, schlechtes 26
schulische Probleme, starke 7
Schüsslersalze 61
Schwangerschaft 6
schwanger werden,
   Schwierigkeiten 25
Schwefelwasserbäder 61, 66
Schwermetalle 46
Schwermetalltest 63
Schwindel 24
Sehverschlechterung 24
Sekundäre KPU/HPU 13
Serotonin 29
Smoothies 66
Snowboarden 7
Sodbrennen 32
Sonnenempfindlichkeit 26
Soziale Probleme 7
Spagyrik 61, 66
Spermienanzahl, verminderte 25
Spermienqualität 6
Spurenelement 47, 51
Statine 33
Stickstoffmonoxid 28
Stimmungsschwankungen 24

Stoffwechselstörungen 1
Stress 13
– -belastung 14
– -hormone 40
– -Körper-Verbindung 14
– -level 29
– -reduktion 14
Striae 26
Stuhlunregelmäßigkeiten 43
Symptome 13
Symptomvielfalt 24

Tagausscheider 18
Tagesurin 18
Taurin 56
Teilfasten 61
Thalasso-Therapie 66
Therapie 8
Thyreoperoxidase 34
Toxikation 59
Traumerinnerung, fehlende nächtliche 24

Übelkeit, morgendliche 25
Überaktivität 8
Überdosierung 59
Umweltgifte 33
Unaufmerksamkeit 8
Unfruchtbarkeit 11, 45
– des Mannes 46

Unruhe 32
Unverträglichkeiten 53
Urie 1
Urtikaria 26

Vaginosen 25
Veganer 27
Vegetarier 27
Verstopfung 25, 32, 34
Vitalstoffe 2, 6
Vitamin B6 6, 48
Vitamin B12 56
Vitamin D 6

Wundheilungsstörungen 45

Zahnkaries, Neigung zu 24
Zellkern 29
Zellleistung 29
Zellmembran 28, 29
Zellorganelle 29
Zellteilung 29
Zelltod 29
Zeolithe 61, 66
Zink 6, 44
Zitratzyklus 30
Zuckerhaushalt, Störungen 45
Zyklusstörungen 25, 48